全国卫生职业院校实验实训教学规划教材

医用化学实验教程

主　编　何丽针

副主编　王嘉毅

科学出版社

北京

内 容 简 介

医用化学实验是医用化学的重要组成部分。本书共有 22 个实验,其中操作性实验 8 个,包括溶液的配制、熔点的测定、蒸馏及沸点的测定、旋光度法测葡萄糖浓度、分析天平的使用、水质总硬度的测定、分光光度法测定高锰酸钾的含量;验证性实验 11 个,包括溶胶的制备及其性质、配合物的生成和性质、化学反应速率和化学平衡、电解质溶液和缓冲溶液、氧化还原反应与电极电势、元素的性质、烃和卤代烃的性质、醇酚醛酮的化学性质、有机酸和羧酸衍生物的性质、糖的性质、氨基酸和蛋白质的性质;制备实验 3 个,包括食盐的提纯、乙酸乙酯的制备、阿司匹林的制备。

图书在版编目(CIP)数据

医用化学实验教程/何丽针主编.—北京:科学出版社,2014.10

全国卫生职业院校实验实训教学规划教材

ISBN 978-7-03-041980-4

Ⅰ. 医… Ⅱ. 何… Ⅲ. 医用化学-化学实验-高等职业教育-教材

Ⅳ. R313-33

中国版本图书馆 CIP 数据核字(2014)第 222773 号

责任编辑:袁 琦 / 责任校对:胡小洁
责任印制:肖 兴 / 封面设计:范璧合

科 学 出 版 社 出版

北京东黄城根北街 16 号
邮政编码:100717
http://www.sciencep.com

安泰印刷厂 印刷

科学出版社发行 各地新华书店经销

*

2014 年 10 月第 一 版 开本:787×1092 1/16
2015 年 12 月第二次印刷 印张:8
字数:181 000

定价:26.00 元

(如有印装质量问题,我社负责调换)

前　　言

　　《医用化学》是医药卫生及相关专业的一门重要基础课，为后续课程如生物化学、生理学和药理学等课程的学习打下基础。医用化学实验是医用化学的重要组成部分，通过实验教学，可以帮助学生理解和巩固医用化学基本理论知识，掌握基本操作技能，培养学生发现问题、分析问题和解决问题的能力。

　　医用化学实验教学主要任务：①使课堂教授的重要理论和概念得到验证、巩固和充实；②使学生掌握医用化学实验的基本操作技术，培养学生能正确地进行制备实验、验证实验和性质实验；③培养学生能写出合格的实验报告，初步查阅文献的能力；④培养学生良好的实验方法和习惯，以及实事求是和严谨的科学态度。

　　本书共有22个实验，其中操作性实验8个，包括溶液的配制、乙酸电离常数的测定、熔点的测定、蒸馏及沸点的测定、旋光度法测葡萄糖浓度、分析天平的使用、水质总硬度的测定、分光光度法测定高锰酸钾的含量；验证性实验11个，包括溶胶的制备及其性质、配合物的生成和性质、化学反应速率和化学平衡、电解质溶液和缓冲溶液、氧化还原反应与电极电势、元素的性质、烃和卤代烃的性质、醇酚醛酮的化学性质、有机酸和羧酸衍生物的性质、糖的性质、氨基酸和蛋白质的性质；制备实验3个，包括食盐的提纯、乙酸乙酯的制备、阿司匹林的制备。

　　本书适用专业为高职高专临床、预防、护理、助产、美容、康复、影像、口腔、检验、麻醉、药学等。各院校可以结合专业特点选取实验内容。本书在编写过程中得到广大师生的支持，在此表示由衷的感谢。由于编者水平有限，不妥之处敬请广大读者批评指正。

编　者

2014 年 6 月

目　　录

医用化学实验须知

一、化学实验室规则

化学实验教学是培养学生独立操作、观察记录、分析归纳、撰写报告等多方面能力的重要环节。为了保证化学实验正常进行，养成良好的实验方法，并保证实验室的安全，学生必须严格遵守化学实验室规则。

1. 实验前认真预习实验内容，做好实验前的准备工作。复习相关的理论知识，熟悉实验原理和步骤，做到心中有数。

2. 进入实验室时，应熟悉实验室灭火器材、急救药箱的放置地点和使用方法。

3. 实验过程中应遵守纪律，保持安静，认真实验，仔细观察，记录数据和实验现象。

4. 遵从教师的指导，按照实验教材所规定的步骤、仪器及试剂的规格和用量进行实验。不得任意混合试剂。

5. 一切有毒或有刺激性的气体的实验都应在通风橱内进行。

6. 实验室所有药品不得携出室外。用剩的药品应交还给教师。

7. 爱护公共仪器和工具，应在指定地点使用，经常保持实验室的整洁。

8. 实验完毕离开实验室时，应把水、电和煤气开关关闭。

二、化学实验室安全知识

(一) 实验室安全守则

1. 实验开始前应检查仪器是否完整无损，装置是否正确稳妥，在征求指导教师同意之后，方可进行实验。

2. 实验进行时，不得擅自离开岗位，要注意观察反应进行的情况和装置是否漏气、破损等现象。

3. 当进行有可能发生危险的实验时，要根据实验情况采取必要的安全措施，如戴防护眼镜、面罩或橡皮手套等。

4. 使用易燃、易爆药品时，应远离火源。实验试剂不得入口。严禁在实验室内吸烟或吃饮食物。实验结束后要仔细洗手。

5. 熟悉安全用具，如灭火器材、砂箱以及急救药箱的放置地点和使用方法，并要妥善爱护。安全用具和急救药箱不准移作其他用途。

6. 浓酸、浓碱具有强腐蚀性，切勿溅在皮肤或衣服上，眼睛更应注意保护。稀释浓酸、浓碱时（特别是浓硫酸），应将它们慢慢倒入水中，而不能相反进行，以避免迸溅。

7. 加热试管时，不要将管口对着自己或别人，更不能俯视正在加热的液体，以免液体溅出而烫伤。

（二）危险药品的使用规则

1. 易燃、易爆和腐蚀性药品的使用规则

（1）绝不允许把各种化学药品任意混合，以免发生意外事故。

（2）使用氢气时，要严禁烟火。点燃氢气前，必须检验氢气的纯度。进行有大量氢气产生的实验时，应把废气通向室外，并需注意室内的通风。

（3）可燃性试剂不能用明火加热，必须用水浴、油浴、沙浴或可调电压的电热套加热。使用和处理可燃性试剂时，必须在没有火源和通风的实验室中进行，试剂用毕要立即盖紧瓶塞。

（4）钾、钠和白磷等在空气中易燃烧，所以，钾、钠应保存在煤油（或石蜡油）中，白磷要保存在水中。取用它们时要用镊子。

（5）取用酸、碱等腐蚀性试剂时，应特别小心，不要洒出。废酸应倒入废酸缸中，但不要往废酸缸中倾倒废碱，以免因酸碱中和放出大量的热而发生危险。

（6）对某些强氧化剂（如氯酸钾、硝酸钾、高锰酸钾等）或其混合物，不能研磨，否则将引起爆炸。银氨溶液不能留存，因其久置后会生成氮化银而容易爆炸。

（7）对某些有机溶剂如苯、甲醇、硫酸二甲酯，使用时应特别注意。因为这些有机溶剂均为脂溶性液体，不仅对皮肤及黏膜有刺激性作用，而且对神经系统也有损伤。

（8）生物碱大多具有强烈毒性，皮肤亦可吸收，少量即可导致中毒甚至死亡。因此，均需穿上工作服、戴上手套和口罩使用这些试剂。

（9）必须了解哪些化学药品具有致癌作用。

2. 有毒药品（如重铬酸钾、钡盐、铅盐、砷的化合物、汞的化合物、特别是氰化物）不得进入口内或接触伤口。剩余的废液也不能倒入下水道，应倒入废液缸中。

（三）常见事故的预防和处理

1. 火灾的预防

（1）使用易燃溶剂如酒精、丙酮、石油醚、乙醚、苯、甲苯、乙酸乙酯等，严禁在烧杯等敞口容器中加热和存放，并不得使用明火。

（2）易燃和易挥发的溶剂，不要倒入废液桶和下水道。

着火后的处理：首先切断电源，关闭煤气阀门，熄灭其他火源，同时采取正确的灭火措施。小范围着火要用湿毛巾、沙等覆盖；衣服着火，切勿惊慌奔跑，可就地打滚；一般情况下不要用水灭火，因为大多数的有机溶剂不溶于水，且比水轻，会浮在水面上，并随水流动而四处燃烧。

2. 玻璃割伤　掌握向温度计和玻璃管上套橡皮管的正确方法，不要用蛮力，以免割伤。

3. 烫伤　轻度烫伤用冷水止痛，较重的烫伤不要弄破水泡，用消毒纱布包扎送医院治疗。

4. 三废处理

（1）废气的处理：对使用有毒、对环境破坏极大的气体，应按需限量制取使用，使用不完，应采取回收或其他方法减低其排放量，有毒气产生的实验应该在通风橱中进行，实验室抽风排气系统可将室内的有毒气体排入上层大气中。

（2）废液的处理：实验室均有废液桶或缸，可收集实验过程中产生的废液，实验结束后按废液的性质相应采取回收、中和等措施进行处理。

（3）废渣的处理：对实验过程中产生的废渣也统一收集，按其毒性、危害性的情况采取相应的处理，尽可能减其毒害性，再统一处理。

三、化学实验基本要求

学生在实验开始时，必须熟悉医用化学实验须知，在实验时，必须做好实验记录，实验后认真书写实验报告。

（一）预习

学生实验前写出预习报告。对于基本操作实验，预习报告内容包括：实验目的、装置简图、实验步骤流程图及注意事项。对于验证性质实验，预习报告内容包括：实验目的、实验原理、实验步骤、预测实验现象及注意事项。对于制备操作实验，预习报告内容包括：实验目的、实验原理、实验步骤、原料、主产物性质及注意事项。

（二）实验记录

学生实验时，认真操作，仔细观察，积极思考，如实记录实验现象和各种数据。

（三）实验报告的书写

【例1】实验　醇、酚、醛和酮的性质

一、实验目的

1. 验证醇、酚、醛和酮的主要化学性质。

2. 掌握醇、酚、醛和酮鉴别方法。

二、实验内容、现象及解释

实验项目	操作步骤	实验现象	结论或解释
1. 醇与金属钠的反应	1# 水+金属钠，+酚酞	气泡，红色	$2H_2O+2Na = H_2+2NaOH$
	2# 无水乙醇 +金属钠，+酚酞	气泡，红色	$CH_3CH_2OH+Na \longrightarrow$ $CH_3CH_2ONa+H_2$
……	……	……	

三、实验讨论

【例2】实验　蒸馏及沸点的测定

一、实验目的

1. 了解蒸馏及沸点测定的意义和原理。

2. 掌握测定蒸馏及沸点测定的仪器组装和使用方法。

3. 掌握蒸馏及沸点测定的操作。

二、实验原理

三、实验装置图

四、实验内容

五、实验结果和讨论

1. 实验结果。

2. 实验讨论。

四、化学实验常用仪器介绍

1. 烧杯　主要用于配制溶液，煮沸、蒸发、浓缩溶液，进行化学反应以及少量物质的制备等。烧杯用硬质玻璃制造，它可承受 500℃ 以下的温度，在火焰上可直接或隔石棉网加热，也可用于水浴、油浴或砂浴等加热方式。

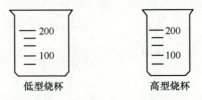

低型烧杯　　　高型烧杯

2. 烧瓶　主要有平底烧瓶和圆底烧瓶，用于加热煮沸以及物质间的化学反应。平底烧瓶不能直接用火加热，圆底烧瓶可以直接用火加热，但两者都不能骤冷。通常在热源与烧瓶之间加隔石棉网。

蒸馏烧瓶供蒸馏使用，蒸馏常用的有三口烧瓶和四口烧瓶。

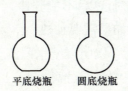

平底烧瓶　　圆底烧瓶

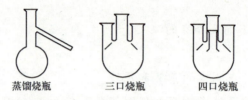

蒸馏烧瓶　　　　三口烧瓶　　　　四口烧瓶

3. 分馏管、冷凝管和接管　分馏管也称分馏柱或分凝器，主要用于分馏操作。常见的分馏管有无球分馏管、一球分馏管、二球分馏管、三球分馏管、四球分馏管和刺形分馏管。

冷凝管也称冷凝器，在蒸馏操作中使用。常见的冷凝管有空气冷凝管、直形冷凝管、球形冷凝管、蛇形冷凝管等。

接管在蒸馏时用于连接冷凝管，常见的有直形接管和弯形接管。

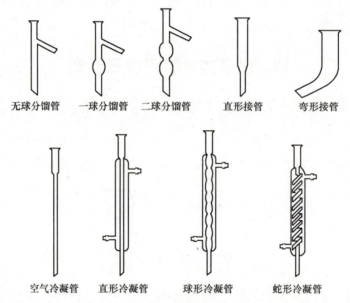

无球分馏管　一球分馏管　二球分馏管　直形接管　弯形接管

空气冷凝管　直形冷凝管　球形冷凝管　蛇形冷凝管

4. 试管、离心管和比色管　试管主要用作少量试剂的反应容器，常用于定性试验。常见的试管有普通试管、具支试管、刻度试管、具塞试管、尖底离心管、尖底刻度离心管和圆底刻度离心管等。

试管可直接用灯火加热，加热后不能骤冷。试管内盛放的液体量，如果不需要加热，不要超过1/2；如果需要加热，不要超过1/3。加热试管内的固体物质时，管口应略向下倾斜，以防凝结水回流至试管底部而使试管破裂。

离心试管用于定性分析中的沉淀分离。

比色管主要用于比较溶液颜色的深浅，用于快速定量分析中的目视比色。

比色管有开口和具塞两种。

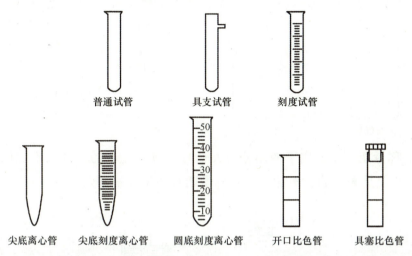

普通试管　　　　具支试管　　　　刻度试管

尖底离心管　　尖底刻度离心管　　圆底刻度离心管　　开口比色管　　具塞比色管

5. 干燥器　干燥器的中下部口径略小，上面放置带孔的瓷板，瓷板上放置待干燥的物品，瓷板下面放有干燥剂。常用的干燥剂有 P_2O_5、碱石灰、硅胶、$CaSO_4$、CaO、$CaCl_2$、$CuSO_4$、浓硫酸等。固态干燥剂可直接放在瓷板下面，液态干燥剂放在小烧杯中，再放到瓷板下面。干燥器主要用于保持固态、液态样品或产物的干燥，也用来存放防潮的小型贵重仪器和已经烘干的称量瓶、坩埚等。使用干燥器时，要沿边口涂抹一薄层凡士林研合均匀至透明，使顶盖与干燥器本身保持密合，不致漏气。开启顶盖时，应稍稍用力使干燥器顶盖向水平方向缓缓错开，取下的顶盖应翻过来放稳。热的物体应冷却到略高于室温时，再移入干燥器内。

6. 试剂瓶　用于盛装各种试剂。常见的试剂瓶有小口试剂瓶、大口试剂瓶和滴瓶。附有磨砂玻璃片的大口试剂瓶常作集气瓶。试剂瓶有无色和棕色之分，棕色瓶用于盛装应避光的试剂。小口试剂瓶和滴瓶常用于盛放液体药品，大口试剂瓶常用于盛放固体药品。试剂瓶又有磨口和非磨口之分，一般非磨口试剂瓶用于盛装碱性溶液或浓盐溶液，使用橡皮塞或软木塞。磨口的试剂瓶盛装酸、非强碱性试剂或有机试剂，瓶塞不能调换，以防漏气。若长期不用，应在瓶口和瓶塞间加放纸条，便于开启。

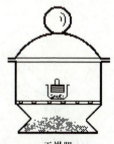

干燥器

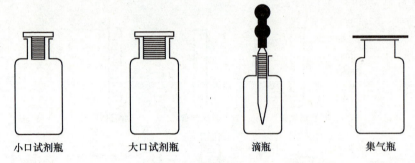

小口试剂瓶   大口试剂瓶   滴瓶   集气瓶

7. 称量瓶   主要用于使用分析天平时称取一定量的试样，不能用火直接加热，瓶盖是磨口的，不能互换。称量瓶有高型和扁型两种。

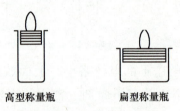

高型称量瓶   扁型称量瓶

8. 表面皿和蒸发皿   表面皿主要用作烧杯的盖，防止灰尘落入和加热时液体迸溅等。表面皿不能直接用火加热。

蒸发皿有平底和圆底两种形状，主要用于使液体蒸发，能耐高温，但不宜骤冷。蒸发溶液时一般放在石棉网上加热，如液体量多，可直接加热，但液体量以不超过深度的 2/3 为宜。

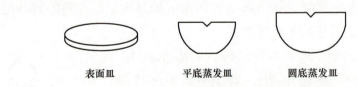

表面皿   平底蒸发皿   圆底蒸发皿

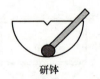

研钵

9. 研钵   主要用于研磨固体物质，有玻璃研钵、瓷研钵、铁研钵和玛瑙研钵等。玻璃研钵、瓷研钵适用于研磨硬度较低的物料，硬度大的物料应用玛瑙研钵。研钵不能用火直接加热。

10. 漏斗   主要用于过滤操作和向小口容器倾倒液体。常见的有 60°角短管标准漏斗、60°角长管标准漏斗、筋纹漏斗和圆筒形漏斗。

分液漏斗主要用于互不相溶的两种液体分层和分离。球形分液漏斗适用于萃取分离操作。

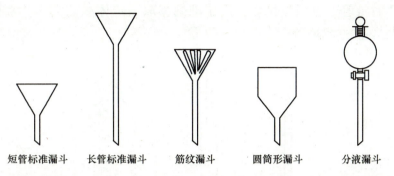

短管标准漏斗　　长管标准漏斗　　筋纹漏斗　　圆筒形漏斗　　分液漏斗

11. 量筒和量杯　主要用于量取一定体积的液体。在配制和量取浓度和体积不要求很精确的试剂时，常用它来直接量取溶液。量筒的正确读数方法是：量筒水平放置，视线与量筒内凹液面的最低点保持水平。

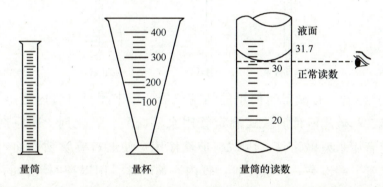

量筒　　　　　量杯　　　　　　　量筒的读数

12. 容量瓶　用于配制体积要求准确的溶液，或作溶液的定量稀释。容量瓶不能加热。瓶塞是磨口的，不能互换，以防漏水。容量瓶有无色和棕色之分，棕色瓶用于配制需要避光的溶液。容量瓶的使用是：①检查瓶塞处是否漏水。②配制溶液时，先把溶质（固体或液体试剂）放在烧杯内溶解，再转移至容量瓶中。然后用蒸馏水"少量多次"洗涤烧杯，洗涤液也转移至容量瓶中，以保证溶质的全部转移。再加入蒸馏水至接近标线，再用滴管加水至标线。③盖好瓶塞，用食指按好瓶塞，用另一手的手指把住瓶底边缘（如图所示），将瓶倒转和摇动多次，使溶液混合均匀即可。

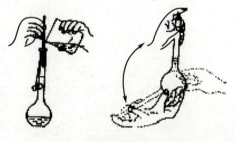

容量瓶的使用

13. 移液管　也叫吸量管，用于准确移取一定体积的液体。常见的有直型移液管和肚型移液管。

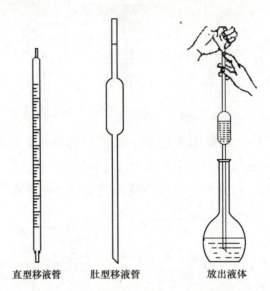

直型移液管　　　肚型移液管　　　　放出液体

14. 滴定管　是滴定时使用的精密仪器，用来测量自管内流出溶液的体积，有酸式和碱式两种。酸式滴定管用来盛盐酸、氧化剂、还原剂等溶液，碱式滴定管用来盛碱溶液，因碱与玻璃作用会使磨口旋塞粘连而不能转动，碱式滴定管下端连有一段橡皮管，管内有玻璃珠，用以控制液体的流出，橡皮管下端连一尖嘴玻璃管。

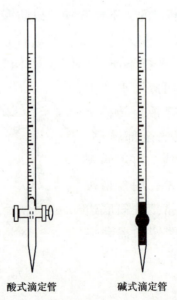

酸式滴定管　　　　碱式滴定管

滴定管内壁，用水湿润时应不挂水珠。无明显油污的，先用自来水冲洗，后用滴定管刷蘸肥皂水或洗涤剂刷洗。如油污严重的，可倒入铬酸洗液 10 ~ 15ml（碱式滴定管需先卸下橡皮管，安上一个旧橡皮滴头，再倒入洗液）荡洗（润洗）：将滴定管逐渐向管口倾斜，用两手转动滴定管，使洗液布满全管，然后打开活塞，将洗液放回原洗液瓶中。用水冲洗干净。

为使装入滴定管中的滴定剂不被管内残留的水稀释，在装滴剂之前，先用所装溶液荡洗 2 ~ 3 次（每次 5 ~ 6ml）。滴定剂要直接从试剂瓶倒入管中，不要经过其他容器，以免其浓度改变或被污染。

滴定前先要把悬挂在滴定管尖端的液滴除去，记下初读数。滴定时，用左手控制玻璃活塞（或捏玻璃珠稍上方），拇指在管前，食指和中指在管后，将活塞轻轻转动。转动活塞时，中指及食指应稍微弯曲，轻轻向里扣，这样既容易操作，又不致把活塞拔出。注意手心不要向里顶，以免活塞顶出而造成漏液。右手持锥形瓶（滴定管尖端略伸入瓶口），向同一方向作圆周运动，使滴下的液滴随时反应并混合均匀。酸式滴定管滴定操作（如图所示）。

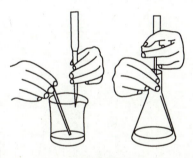

滴定操作

滴定的原则是：成滴不成串。刚开始滴定时，滴定速度可快些，接近滴定终点时，速度应减慢，要逐滴加入，每加一滴都把溶液摇匀，观察溶液颜色的变化。至一滴或半滴加入后刚好使溶液变色而 30s 不褪去为止（半滴即液滴未滴下之前，用洗瓶吹下少量水使之流下）。记下终读数。实验完毕后倒掉滴定管内剩余溶液，用自来水冲洗数次后装满蒸馏水，管口罩上滴定管帽。

15. 锥形瓶　在滴定操作中经常用锥形瓶做容器。为了防止滴定液下滴时会溅出瓶外，造成实验的误差，用手握住锥形瓶瓶颈以手腕晃动，即可搅拌均匀。

锥形瓶

16. 酒精灯　是实验室最常用的加热灯具，其供给温度为 400~500℃。酒精灯由灯罩、灯芯和灯壶三部分组成，灯罩上有磨口。使用时注意事项：

（1）添加酒精时应将灯熄灭，利用漏斗将酒精加入到灯壶内，添加量最多不超过总容量的 2/3。

（2）应使用火柴点燃酒精灯，决不能用点燃的酒精灯来点燃。

（3）熄灭酒精灯时，不要用嘴吹，将灯罩盖上即可，但注意当酒精灯熄灭后，要将灯罩拿下，稍作晃动赶走罩内的酒精蒸汽后盖上，以免引起爆炸（特别是在酒精灯使用时间过长时，尤其应注意）。

（4）在酒精灯不用时应盖上灯罩，以免酒精挥发。

  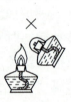

酒精灯及正常点燃方法

第一部分

操作性实验

实验一　溶液的配制

一、实 验 目 的

1. 熟悉溶液浓度的计算并掌握一定浓度溶液的配制方法。
2. 学习台秤、量筒、移液管和容量瓶的使用方法。

二、实 验 原 理

（一）质量浓度、物质的量浓度和体积分数溶液的配制

根据所需配制溶液的浓度和体积计算出所需溶质的质量（g）或溶质的体积，再称量或量取一定量的溶质于烧杯（或量筒或容量瓶中），加溶剂溶解和稀释至近刻度线，改用胶头滴管定容。充分混合均匀即得所需溶液。

（二）由浓溶液配制稀溶液

根据稀释公式 $c_1 V_1 = c_2 V_2$ 计算出所需浓溶液的体积。量取一定量的浓溶液于量筒或容量瓶中，加溶剂稀释至近刻度线，改用胶头滴管定容。充分混合均匀即得所需溶液。

三、仪器和试剂

仪器：台秤、100ml 量筒、100ml 烧杯、玻璃棒、125ml 细口试剂瓶、药匙、毛刷、胶头滴管、10ml 移液管、100ml 容量瓶。

试剂：固体 NaCl、固体 NaOH、0.95 的浓酒精、1mol/L 乳酸钠。

四、实 验 内 容

（一）几种仪器的使用

1. 量筒　量筒是厚壁容器，绝不能用来加热或量取热的液体，也不能在其中溶解物质、稀释和混合液体，更不能用作反应容器。使用量筒量液时，应把量筒放在水平的桌面上，使眼的视线和液体凹液面的最低点在同一水平面上，读取和凹面相切的刻度即可，不可用手举起量筒看刻度。量取指定体积的液体时，应先倒入接近所需体积的液体，然后改用胶头滴管滴加。练习量取 80ml 水。

2. 托盘天平的使用方法

（1）调零点：将托盘天平放置水平的位置，游码归零，调节平衡螺母（天平两端的螺母）调节零点至指针对准中央刻度线或偏转的格数相同。

（2）左托盘放称量物，右托盘放砝码。根据称量物的性状应放在玻璃器皿或洁净的纸上。称量前，用砝码或游码事先应在同一天平上称得玻璃器皿或纸片的质量，然后称量待称物质。添加砝码从估计称量物的最大值加起，逐步减小。托盘天平只能称准到 0.1 克。加减砝码并移动标尺上的游码，直至指针再次对准中央刻度线。

（3）称量完毕，游码归零，左右托盘叠放。练习称量硬币或食盐，记录数据。

3. 移液管的使用　使用前应先将移液管洗净且自然沥干，并用待量取的溶液少许荡洗 3 次。具体操作如下：

（1）右手拇指及中指捏住管颈标线以上的地方，将移液管插入供试品溶液液面下约 1cm。

（2）左手拿洗耳球轻轻将溶液吸上，当液面上升到刻度标线以上约 1cm 时，迅速用右手食指堵住管口，取出移液管，用滤纸条拭干移液管下端外壁，并使与地面垂直，稍微松开右手食指，使液面缓缓下降，此时视线应平视标线，直到弯月面与标线相切，立即按紧食指，使液体不再流出，并使出口尖端接触容器外壁，以除去尖端外残留溶液（图 1-1）。

（3）再将移液管移入准备接受溶液的容器中，使其出口尖端接触器壁，使容器微倾斜，而使移液管直立，然后放松右手食指，使溶液自由地顺壁流下，待溶液停止流出后，一般等待 15 秒钟拿出。练习用移液管移取 10ml 水，5.7ml 水。

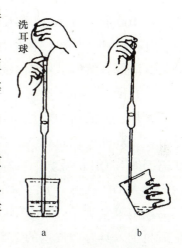

洗耳球

a　　　b

图 1-1　移液管的使用

4. 容量瓶　主要用于准确地配制一定物质的量浓度的溶液。常用的容量瓶有 100ml、250ml、500ml 等多种规格。使用容量瓶配制溶液的方法是：

（1）使用前检查瓶塞处是否漏水。

（2）把准确称量好的固体溶质放在烧杯中，用少量溶剂溶解。然后把溶液转移到容量瓶里。为保证溶质能全部转移到容量瓶中，要用少量溶剂多次洗涤烧杯，并把洗涤溶液全部转移到容量瓶里。转移时要用玻璃棒引流（图 1-2）。

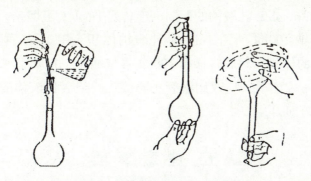

图 1-2　转移溶液和混匀溶液

（3）向容量瓶内加入的液体液面离标线 1cm 左右时，应改用滴管小心滴加，最后使液体的弯月面与标线正好相切。若加水超过刻度线，则需重新配制。

（4）盖紧瓶塞，用倒转和摇动的方法使瓶内的液体混合均匀。

（5）容量瓶用毕应及时洗涤干净，塞上瓶塞，并在塞子与瓶口之间夹一条纸条，防止瓶塞与瓶口粘连。

（二）溶液的稀释和配制

1. 100ml 9g/L NaCl 溶液配制　计算出制备该溶液 100ml 所需 NaCl 的质量，并在台秤上称出。将称得的 NaCl 放于 100ml 烧杯内，用 20～30ml 蒸馏水将其溶解，溶解液倒入 100ml 量筒中，再将烧杯用少量蒸馏水冲洗，冲洗液也一并倒入 100ml 量筒中。加蒸馏水稀释至 90～95ml，然后改用胶头滴管小心滴加，使液体的弯月面与标线正好相切，搅匀即得。

2. 100ml 0.1mol/L NaOH 溶液配制　计算配制 0.1mol/L NaOH 溶液 100ml 所需固体 NaOH 的克数。将称得的 NaOH 放于 100ml 烧杯内，用 30ml 水使杯内固体 NaOH 溶解。放冷后定量转称至 100ml 量筒中，加水稀释至 90～95ml，然后改用胶头滴管小心滴加，使液体的弯月面与标线正好相切，搅匀即得。最后再倒入具有橡皮塞的 125ml 细口试剂瓶内保存。

3. 100ml 0.75 的消毒酒精的配制　计算配制 0.75 酒精溶液 100ml 所需 0.95 酒精的体积。用 100ml 量筒取所需浓酒精，加蒸馏水稀释，直到溶液体积近 95ml 刻度线，然后改用胶头滴管小心滴加，使液体的弯月面与 100ml 标线正好相切，搅匀即得。

4. 100ml 1/6mol/L 乳酸钠的配制　准备好 1mol/L 乳酸钠，并计算出配制 1/6mol/L 乳酸钠 100ml 所需 1mol/L 乳酸钠体积。用 10ml 移液管取所需的 1mol/L 乳酸钠的体积，然后转移至 100ml 容量瓶中，加蒸馏水水稀释至液体液面离标线 1cm 左右时，应改用滴管小心滴加，最后使液体的弯月面与标线正好相切。搅匀即得。

五、注 意 事 项

1. 在吸取和转移液体时，右手应始终垂直地拿住吸量管（或移液管），以免读数造成误差。

2. 配制溶液时，在定容过程中应缓慢加蒸馏水，切勿超过刻度线，如果超过，则要重新配制。

六、思考与讨论

1. 用含结晶水的固体溶质配制溶液时，为什么计算固体质量时一定要把结晶水计算进去？

2. 用固体 NaOH 配制 NaOH 溶液时应注意什么？

实验二 乙酸电离常数的测定

一、实验目的

1. 测定乙酸的电离常数，加深对电离度和电离常数的理解。
2. 学会酸度计的使用方法。

二、实验原理

测定平衡时各物质的浓度（或分压）便可求得平衡常数。通常测定平衡常数的方法有目测法、pH 值法、电导率法，电化学法和分光光度法等，本实验通过 pH 值和电导率测定乙酸的电离常数。

在水溶液中仅能部分电离的电解质称为弱电解质。弱电解质的电离平衡时可逆过程，当正逆两过程速度相等，分子和离子之间就达到动态平衡，这种平衡称为电离平衡。

乙酸（HAc）是弱电解质，在水溶液中存在下列离解平衡：

$$HAc \rightleftharpoons H^+ + Ac^-$$

起始时 $\qquad\qquad c \qquad\qquad 0 \qquad 0$

平衡时 $\qquad\qquad c - c\alpha \qquad \alpha \qquad \alpha$

根据化学平衡原理，生成物浓度乘积与反应物浓度乘积之比为常数，即

$$K_i = \frac{c(H^+) \ c(Ac^+)}{c(HAc)}$$

式中，K_i 即为乙酸的离解常数。

将平衡时各物质的浓度代入上式，得

$$K_i = c\alpha^2 / (1-\alpha)$$

式中，c 为 HAc 的起始浓度，α 为乙酸的电离度。

根据离解度的定义，平衡时已离解的分子数占原有分子总数的百分数称作离解度 α，即 $\alpha = [H^+]/c$ 因此，如果由实验测出醋酸溶液的 pH 值，即可

求出 $[H^+]$，$pH = -\lg[H^+]$，再由上式求出 α，并由实验测出乙酸的离解常数 K_i。

三、仪器和试剂

50ml 容量瓶、移液管（25ml、10ml）、50ml 碱式滴定管、250ml 锥形瓶、雷磁 25 型酸度计、0.2000mol/L NaOH、0.2mol/L HAc。

四、实　验　内　容

1. 不同浓度的乙酸溶液配制　用滴定管分别准确量取 25.00ml、5.00ml、2.50ml 已标定过的 HAc 溶液于 50ml 容量瓶中，用蒸馏水稀释至刻度，摇匀，并分别计算出各溶液的准确浓度。

2. 不同浓度的乙酸溶液的 pH 值测定　取四个干燥的小烧杯（50ml），分别取约 30ml 上述三种浓度的 HAc 溶液及未经稀释的 HAc 溶液，由稀到浓分别用酸度计测其 pH 值。

3. 记录和结果

（1）以表格形式列出实验数据，并计算电离常数 K_i 及电离度 α。

（2）根据实验结果讨论 HAc 电离度与其浓度的关系。

烧杯编号	V_{HAc}/ml	V_{H_2O}/ml	c_{HAc}/mol·L^{-1}	pH	c_{H^+}/mol·L^{-1}	α/%	$C\alpha^2/(1-\alpha)$
1	50.00	0.00					
2	25.00	25.00					
3	5.00	45.00					
4	2.50	47.50					

实验时的温度_____℃

乙酸的电离常数 K_i =_____

五、注 意 事 项

1. pH 计的电极每次使用均要用蒸馏水冲洗，小心擦拭。
2. pH 计稳定以后再读数。

六、思考与讨论

1. 不同浓度的乙酸溶液的离解度是否相同？离解常数是否相同？
2. 使用酸度计应注意哪些问题？
3. 测定 pH 时，为什么要按从稀到浓的次序进行？

实验三　熔点的测定

一、实　验　目　的

1. 了解熔点测定的原理和意义。
2. 掌握熔点测定的操作方法，测定尿素的熔点和熔程。

二、实　验　原　理

熔点是纯净有机物的重要物理常数之一。它是固体有机化合物固液两态在大气压力下达成平衡的温度。熔程是指固体开始熔化到全部熔化的温度变化。纯净的固体有机化合物一般都有固定的熔点，其熔程不超过 $0.5 \sim 1℃$。混有杂质时，熔点下降，熔程增长。

影响熔点测定准确性的因素很多。如样品的干燥程度，温度计的误差，毛细管中样品是否填实均匀，所用浴液，实验中加热的速度等。

三、实验仪器与试剂

仪器：b 形管、酒精灯、温度计、200℃ 温度计、表面皿、玻璃管、铁夹、毛细管、牛角匙。

试剂：尿素、液状石蜡。

四、实验装置图

见图 3-1 所示。

五、实　验　内　容

1. 毛细管的熔封　取一根毛细管，将一端在酒精

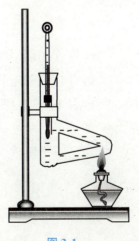

图 3-1

灯上转动加热，烧融封闭。

2. 样品的填装　取干燥、研细的待测物样品放在表面皿上，将毛细管开口一端插入样品中，即有少量样品挤入熔点管中。然后取一支长玻璃管，垂直于桌面上，由玻璃管上口将毛细管开口向上放入玻璃管中，使其自由落下，管中样品夯实。重复操作使所装样品约有 2~3mm 高时为止。

3. 安装　向 b 形管中加入石蜡油作为加热介质，直到支管上沿。在温度计下段固定一根装好样品的毛细管，使毛细管中的样品与温度计水银球处于同一水平。将带毛细管的温度计小心悬于 b 形管中，使温度计水银球位置在 b 形管的直管中部。

4. 熔点测定方法

（1）粗测：先快速加热，测化合物大概熔点，并记录数据。

（2）精测：测定前，先待热浴温度降至熔点约30℃以下，换一根样品管，慢慢加热，一开始5℃/min，当达到熔点下约15℃时，以 1~2℃/min 升温，接近熔点时，以 0.2~0.3℃/min 升温。当毛细管中样品开始塌落和有湿润现象，出现下滴液体时，表明样品已开始熔化，为始熔，记下温度，继续加热至成透明液体，记下温度为全熔。

（3）熔点测定至少有两次重复的数据，每一次测定都必须更换新的毛细管。把温度计放好，让其自然冷却至室温，用废纸擦去浴液，才可用水冲洗，浴液冷却后，才可倒回瓶中。

六、注 意 事 项

1. 熔点管必须洁净。如含有灰尘等，能产生 4~10℃的误差。

2. 熔点管底端未封好会产生漏管。

3. 样品粉碎要细，填装要实，否则产生空隙，不易传热，造成熔程变大。

4. 样品不干燥或含有杂质，会使熔点偏低，熔程变大。

七、思考与讨论

1. 若样品研磨的不细，对装样品有什么影响？对测定有机物的熔点数据是否可靠？

2. 为什么说熔点测定的误差太大多数是由于加热太快造成的？

3. 可以使用第一次测定熔点时已经熔化的有机化合物再做第二次测定吗？

实验四 蒸馏及沸点的测定

一、实验目的

1. 熟悉蒸馏和测定沸点的原理，了解蒸馏和测定沸点的意义。
2. 掌握蒸馏和测定沸点的操作要领和方法。

二、实验原理

液体的分子由于分子运动有从表面逸出的倾向，这种倾向随着温度的升高而增大，进而在液面上部形成蒸气。当液体的蒸气压等于作用于液体的外界压力时，液体开始沸腾，此时的温度称为该液体的沸点。纯粹的液体有机化合物在一定的压力下具有一定的沸点（沸程 0.5 ~ 1.5℃）。利用这一点，我们可以测定纯液体有机物的沸点。

但是具有固定沸点的液体不一定都是纯粹的化合物，因为某些有机化合物常和其他组分形成二元或三元共沸混合物，它们也有一定的沸点。

蒸馏是将液体有机物加热到沸腾状态，使液体变成蒸汽，又将蒸汽冷凝为液体的过程。通过蒸馏可除去不挥发性杂质，可分离沸点差大于30℃的液体混合物，还可以测定纯液体有机物的沸点及定性检验液体有机物的纯度。

三、仪器与试剂

仪器：直形冷凝管、蒸馏烧瓶、接液管、三角烧瓶、酒精灯、铁架台、石棉网、铁圈、铁夹、乙酸乙酯、温度计、水浴锅。

试剂：乙酸乙酯、沸石。

四、实验装置图

见图 4-1 所示。

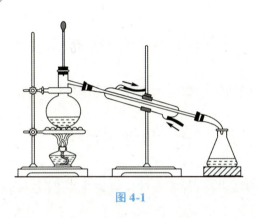

图 4-1

五、实 验 内 容

1. 按常压蒸馏装置图组装实验仪器。

2. 加料 使用漏斗沿着蒸馏烧瓶的无支管的一侧，将待蒸馏的乙酸乙酯小心转移到圆底烧瓶中，注意不要使液体从支管流出。加入 2~3 粒沸石。

3. 加热 加热前，先向冷凝管缓缓通入冷水，把上口流出的水引入水槽中，最初宜用小火使之沸腾，进行蒸馏，调节火焰温度，使蒸馏速度以 1~2 滴/秒为宜，在蒸馏过程中应使温度计水银球常有被冷凝的液滴湿润，此时温度计读数就是液体的沸点。

4. 收集馏液 准备两个接受瓶，一个接受前馏分或称馏头（馏头是挥发性杂质，不收集），待温度计读数稳定后，用另一个接受所需馏分，并记下该馏分的沸程（该馏分的第一滴和最后一滴时温度计的读数），待温度计读数升高时停止收集，一般纯物质只有 1~2℃ 的沸程。在所需馏分蒸出后，温度计读数会突然下降。此时应停止蒸馏。即使杂质很少，也不要蒸干，以免蒸馏瓶破裂及发生其他意外事故。

5. 拆除蒸馏装置 蒸馏完毕，先应撤出热源，然后停止通水，最后拆除蒸馏装置（与安装顺序相反）。

六、注 意 事 项

1. 蒸馏时不能蒸干，实验时要加入沸石。

2. 蒸馏及沸点测定组装和拆卸顺序。

3. 冷却水流速以能保证蒸汽充分冷凝为宜，通常只需保持缓缓水流即可。

4. 蒸馏有机溶剂均应用小口接收器，如锥形瓶。

七、思考与讨论

1. 用蒸馏法测沸点时，若温度计位置偏下或偏上对测定结果将产生什么样的影响？为什么？

2. 蒸馏时加入沸石的作用是什么？如果蒸馏前忘记加沸石，能否立即将沸石加至将近沸腾的液体中？当重新蒸馏时，用过的沸石能否继续使用？

3. 如果液体具有恒定的沸点，那么能否认为它是单纯物质？

4. 什么叫沸点？液体的沸点和大气压有什么关系？文献里记载的某物质的沸点是否即为实验的沸点温度？

5. 为什么蒸馏时最好控制馏出液的速度为 1～2 滴/秒为宜？

实验五　旋光度法测葡萄糖浓度

一、实验目的

1. 进行旋光仪操作，测定糖的旋光度。
2. 找出比旋光度与旋光度的关系。
3. 计算葡萄糖的浓度，分析实验相对误差。

二、实验原理

1. 当偏振光通过某些透明物质例如糖溶液后，偏振光的振动面将以光的传播方向为轴线旋转一定角度，这种现象称为旋光现象。能使偏振光旋转的物质称为旋光性物质。旋光性物质不仅限于像糖溶液、松节油等液体，还包括石英、朱砂等具有旋光性质的固体。不同的旋光性物质可使偏振光向不同方向旋转。若面对光源，使振动面顺时针旋转的物质称为右旋物质；使振动面逆时针旋转的物质称为左旋物质。

2. 比旋光度　比旋光度像物质的熔点、沸点、密度等一样，是重要的物理常数，有关数据可在手册和文献中查到。

比旋光度定义为在一定的温度下，旋光管长度为 1dm，试样浓度为 1g/ml，光源波长为 589nm（即钠光灯的黄线）时所测的旋光度，用表示 $[\alpha]_D^t$，它可按以下公式计算：

$$[\alpha]_D^t = \frac{\alpha}{C \cdot l}$$

3. 旋光仪原理　旋光仪的主要部件是两个尼可尔棱镜（图 5-1），一个旋光管（盛液管）和一个能读出旋转角度的刻度盘。起偏镜（第一个棱镜）固定不动，其作用是把光变成偏振光，检偏镜（第二个棱镜）它与回转的刻度盘相连，可以转动，通过刻度盘测出振动光旋转角度。光源通过起偏镜，产生偏振光，偏振光通过旋光管（盛试样）后，必须将检偏镜转动一个角度 α

后，才能观察到光透过。旋光度（α）的大小可以直接从刻度盘上读出。

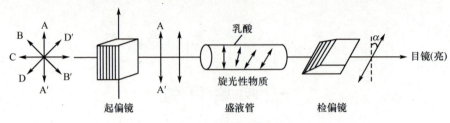

图 5-1　旋光仪的结构

三、仪器与试剂

葡萄糖、容量瓶、旋光仪。

四、实 验 内 容

1. 旋光仪零点的校正　接通电源，开启电源开关，约十分钟后，钠光灯发光正常，方可使用。

（1）将放样管洗好，左手拿住管子把它竖立，装上蒸馏水，使液面凸出管口。

（2）将玻璃盖沿管口边缘轻轻平推盖好，不能带入气泡，旋上螺丝帽盖，漏水，不要过紧。

（3）将样品管擦干，放入旋光仪内罩上盖子，开启钠光灯，将标天盘调至零点左右，旋转粗动、微动手轮，使视场内Ⅰ和Ⅱ部分的亮度均一（图 5-2），记下读数。

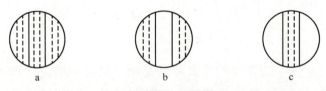

图 5-2　旋光仪读数状态

（4）重复操作至少 5 次，取平均值，若零点相差太大时，应把仪器重新校正。

2. 旋光度的测定　准确称取 2.5g 样品（如葡萄糖）放在 10ml 容量瓶中配成溶液，依上法测定其旋光度，这时所得的读数与零点之间的差值即为该物质的旋光度。

3. 计算葡萄糖溶液的比旋光度，并与理论值比较。

4. 测量葡萄糖溶液的浓度　将长度已知，性质和标准溶液相同，而溶液浓度未知的葡萄糖溶液试管，放入旋光仪中，测量其旋光度。将测得的旋光度、溶液试管长度 l 和前面测出的比旋光度 $[\alpha]_\lambda^t$ 代入公式，求出该溶液的浓度 c。

五、注 意 事 项

1. 溶液注满试管，旋上螺帽，两端不能有气泡，螺帽不宜太紧，以免玻璃管受力而发生双折射，引起误差。

2. 试管两端均应擦干净方可放入旋光仪。

3. 在测量中应维持溶液温度不变。

4. 试管中溶液不应有沉淀，否则应更换溶液。

六、思考与讨论

1. 测量糖溶液浓度的基本原理？
2. 什么叫左旋物质和右旋物质？如何判断？

实验六　分析天平的使用

一、实 验 目 的

1. 了解半机械电光分析天平的结构。
2. 学会正确使用半机械加码电光分析天平。
3. 掌握直接称量法、固定质量称量法和递减称量法。

二、实 验 原 理

1. **构造原理**　分析天平是根据杠杆原理制成的。它相当于一个等臂的第一类杠杆，支点在正中（玛瑙刀口向下，如图 6-1）。若在天平左盘内放一质量为 m_1 的物体，为使天平横梁维持其原来的平衡位置，必须在右盘内加一质量为 m_2 的砝码。设横梁左右两臂的长分别是 L_1 和 L_2，左右两盘所受的力分别为 F_1 和 F_2。当达到平衡时，力矩相等：$F_1 L_1 = L_2 F_2$。

由于天平是等臂的，即 $L_1 = L_2$，因此平衡时，力矩相等：

$$F_1 = F_2$$

$F_1 = m_1 g = F_2 = m_2 g$（g 为重力加速度）的关系，所以 $m_1 = m_2$，从砝码的质量就可以知道被称物的质量。在分析工作中，通常习惯所说的称量某物体的"重量"，实际是质量。这里需要加以注意。

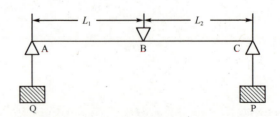

图 6-1　等臂天平原理

2. **半机械加码双盘电光分析天平的结构**　半机械加码双盘电光分析天平的结构如操作图 6-2。

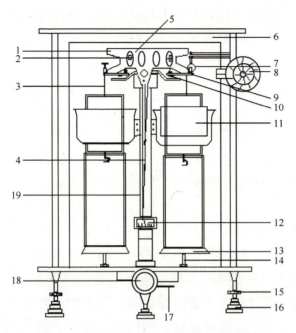

图 6-2　半机械加码双盘电光分析天平结构

1. 横梁；2. 平衡螺丝；3. 吊耳；4. 指针；5. 支点刀；6. 天平箱；7. 圈形砝码；

8. 指数盘；9. 支刀销；10. 折叶；11. 阻尼器；12. 投影屏；13. 称盘；14. 托

盘；15. 螺旋脚；16. 垫脚；17. 调零杆；18. 升降旋钮；19. 立柱

（1）横梁：它是天平的主要部件。多用质轻坚固、膨胀系数小的铝铜合金制成，起平衡和承载物体的作用。梁上装有三个棱形的玛瑙刀，其中一个装在正中的称为中刀或支点刀，刀口向下，另外两个与中刀等距离地分别安装在梁的两端，称为边刀或承重刀，刀口向上，三个刀口必须完全平行位于同一水平面上。在两端的两个边刀上分别挂有吊耳，下面挂有称盘。通常在左盘放称量物，右盘放砝码。称盘和吊耳之间装有空气阻尼器，阻尼器的内筒稍小，正好套入外筒，并保持两者间隙均匀，不发生摩擦。当天平摆动时，筒内外空气运动的摩擦阻力使横梁在摆动 1～2 个周期后迅速停下来，便于读数。

在天平横梁中央上方装有重心调节螺丝，用它上下移动可改变横梁重心位置，用于调整天平的灵敏度。重心在天平出厂时就已调整好了，使用时不应随便移动。横梁左右两边对称孔内装有平衡螺丝，用以调节天平空载时的平衡位置（即零点）。

（2）立柱：位于天平正中，柱的上方嵌有玛瑙平板（刀承），用于称量时

笔 记 栏

支持梁的中刀。称量时，轻轻打开升降钮（向右旋转），此时天平梁和吊耳下降，三棱玛瑙刀与刀承相接触，同时托盘（位于天平盘的下面，装在天平底板上）下降，天平梁自由摆动。当关闭升降旋钮时（向左旋转），天平梁及吊耳上升，玛瑙刀和刀承离开，同时托盘上升托住称盘，使天平处于休止状态。天平两端负荷未达到平衡时，不可全开天平，因为那样天平横梁倾斜太大，吊耳易脱落，使刀口受损。

玛瑙刀口的锋刃程度直接影响天平的质量，所以在使用天平时应特别注意保护刀口。在不使用或取放称物、加减砝码时，必须关闭升降旋钮，使天平梁托起，刀口和刀承分开，以免磨损刀口。立柱后上方装有水平泡，借底板下前两个水平调整螺丝脚使天平放置水平。

（3）天平箱：为了保护天平免受灰尘、热源、水蒸气、气流、人的呼吸等因素的影响，将天平安装在木框镶玻璃的箱内。天平箱左门供取放称物，右门供取放砝码，前门是为安装维修和清洁天平用。箱下装三只脚，前面两只是供调整天平水平位置的螺旋脚，三只脚都放在垫脚中。箱座下还装有调屏拉杆，用以微调零点。

在天平箱的右上方是圈码指数盘，转动时可往梁上加 10~990mg 的砝码。指数盘上刻有圈码质量的数值，分内、外两圈。内圈由 10~90mg 组合，外圈由 100~900mg 组合。

天平达平衡时，可由内外圈对准刻线的数字读出圈码的质量（图 6-3）。

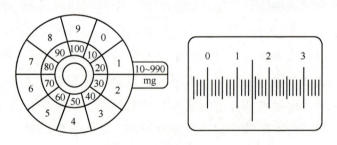

图 6-3　圈码指数盘

三、仪器与试剂

托盘天平、机械加码电光分析天平、电子天平、称量瓶、纸条、烧杯等。

四、实验内容

(一) 分析天平的称量方法

分析天平的称量方法一般有直接称量法，固定质量称量法和递减称量法三种。

1. 直接称量法　一般用于称量某一不吸水、在空气中性质稳定的固体（如坩埚、金属、矿石等）准确质量。称量时，将被称量物直接放入分析天平中，称出其准确质量。

2. 固定质量称量法　一般用于称取某一固定质量的试样（一般为液体或固体的极细粉末，且不吸水，在空气中性质稳定）。称量时先在分析天平上称出干净且干燥的器皿（一般为烧杯、坩埚、表面皿等）的准确质量，再将分析天平增加固定质量的砝码后，往天平的器皿中加入略少于固定质量的试样，再轻轻振动药匙使试样慢慢撒入器皿中，直至其达应称质量的平衡点为止。

3. 减量法（递减称量法）　多用于称取易吸水、易氧化或易与 CO_2 反应的物质。要求称取物的质量不是一个固定质量，而只要符合一定的质量范围既可。称量时首先在托盘天平上称出称量瓶的质量，在将适量的试样装入称量瓶中在托盘天平上称出其质量 m_1，然后放入分析天平中称出其准确质量。取出称量瓶，移至小烧杯或锥形瓶上方，将称量瓶倾斜，用称量瓶盖轻敲瓶口上部，使试样慢慢落入容器中（图6-4）。当倾出的试样已接近所需要的质量中，慢慢地将瓶竖起，再用称量瓶盖轻敲瓶口上部，使黏在瓶口的试样落在称量瓶中，然后盖好瓶盖将称量瓶放回天平盘上，称出其质量。如果这时倾出的试样质量不足，则继续按上法倾出，直至合适为止，称得其质量 m_2，如此继续进行，可称取多份试样。两次质量之差即为倾出的试样质量。

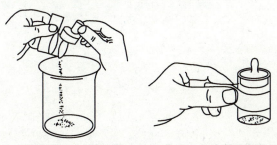

图6-4　称量瓶使用

第一份试样质量 $= m_1 - m_2$

第二份试样质量 $= m_2 - m_3$

……

注意：不管是用哪一种称量方法，都不许用手直接拿称量瓶或试样，可用一干净纸条或塑料薄膜等套住拿取，取放称量瓶瓶盖也要用小纸片垫着拿取；每次称量时，一般将被称量物先在托盘天平上称出其约略质量再移到分析天平上精确称量。这样既可节省称量时间，又不易损坏天平。

（二）称量练习

由于固定质量称量法费时较多，应用较少，所以此处仅练习直接法和递减法。

1. 直接称量法练习　在半机械加码电光分析天平或电子天平上用此法称出表面皿、空称量瓶和自己的钢笔（或圆珠笔）的准确质量，将称量结果记录于表中。

直接法称量练习结果记录。

	表面皿的质量（g）	空称量瓶的质量（g）	钢笔或圆珠笔的质量（g）
托盘天平称得值			
分析天平称得值			

2. 递减称量法练习　在半机械加码电光分析天平或电子天平上用此法称出 3 份样品，每份 (0.5 ± 0.05) g，将称量结果记录于表中。

递减法称量练习结果记录。

称量瓶和试样的质量（g）	试样序号	试样质量（g）
$m_1 =$		
$m_2 =$	1	$m_1 - m_2 =$
$m_3 =$	2	$m_2 - m_3 =$
$m_4 =$	3	$m_3 - m_4 =$

五、注 意 事 项

1. 称量前应检查天平是否正常，是否处于水平位置，吊耳、圈码是否脱落，玻璃框内外是否清洁。

2. 应从左右两门取放称量物和砝码。称量物不能超过天平负载（200g），不能称量热的物体。有腐蚀性或吸湿性物体必须放在密闭容器中称量。

3. 开启升降旋钮（开关旋钮）时，一定要轻放，以免损伤玛瑙刀口。每次加减砝码、圈码或取放称量物时，一定要先关升降旋钮（关闭天平），加完后，再开启旋钮（开启天平）。读数时，一定要将升降旋钮开关顺时针旋转到底，使天平完全开启。

4. 保持砝码清洁干燥。砝码只许用镊子夹取，绝不能用手拿，用完放回砝码盒内。

5. 转动圈码读书时动作要轻而缓慢，以免圈码调落。

6. 称量完毕，应检查天平梁是否托起，砝码是否已归位，指数盘是否转到"0"，电源是否切断，边门是否关好。最后罩好天平，填写使用记录。

六、思 考 与 讨 论

1. 使用分析天平过程中，称量后要注意哪些事项？

2. 以下操作是否正确？

（1）称量时，每次都将砝码和物品放在天平盘的中央；

（2）急速打开或关闭升降枢纽；

（3）在砝码与称量物的质量相差悬殊的情况下，完全打开升降枢纽；

（4）在半自动电光分析天平上若称得物体的质量恰巧为 4.5000g，可记为 4.5g。

3. 称量时，若刻度标尺偏向左方，需要加砝码还是减砝码？若刻度标尺偏向右方呢？

4. 使用砝码应注意什么？

实验七　水质总硬度的测定

一、实　验　目　的

1. 掌握配位滴定法测定水的总硬度的原理和方法。
2. 学会 EDTA 标准溶液的配制和标定方法。
3. 熟悉金属指示剂变色原理及滴定终点的判断。

二、实　验　原　理

1. EDTA 标准溶液的配制和标定　EDTA 常用 EDTA 二钠盐（$Na_2H_2Y \cdot 2H_2O$）配制。先配成近似浓度，再用标准物质 Zn（ZnO、CaO、$CaCO_3$ 等）标定其准确浓度。

2. 水质总硬度的测定　含有较多钙盐和镁盐的 H_2O 称为硬水。水的硬度以 H_2O 中 Ca^{2+}、Mg^{2+} 折合成 CaO 来计算，每升 H_2O 中含 10mg CaO 为 1 度。测定水的硬度就是测定水中 Ca^{2+}、Mg^{2+} 的含量。

在 pH 值为 10 的 $NH_3 \cdot H_2O$-NH_4Cl 缓冲溶液中，以铬黑 T 为指示剂，用 EDTA 标准溶液滴定 Ca^{2+}、Mg^{2+}，得出其总量。滴定终点时，溶液的颜色由酒红色变为纯蓝色。

滴定前：$Mg^{2+} + HIn^{2-}$（纯蓝色）$\Longrightarrow MgIn^-$（酒红色）$+ H^+$

化学计量点前：

$$Ca^{2+} + H_2Y^{2-} \Longrightarrow CaY^{2-}（无色）^- + 2H^+$$

$$Mg^{2+} + H_2Y^{2-} \Longrightarrow MgY^{2-}（无色）^- + 2H^+$$

化学计量点时：

$$MgIn^-（酒红色）+ H_2Y^{2-} \Longrightarrow MgY^{2-}（无色）+ 2H^+ + HIn^-（纯蓝色）$$

根据消耗的 EDTA 标准溶液的体积及浓度，计算出水的硬度。

三、仪器和试剂

仪器：酸式滴定管（50ml）、烧杯（100ml，250ml）、表面皿、锥形瓶、移液管（25ml，50ml）、容量瓶（250ml）、量筒（10ml，50ml）、台平、聚乙烯塑料瓶（500ml）。

试剂：Zn（AR）。

EDTA 二钠盐（$Na_2H_2Y \cdot 2H_2O$，A.R）、金属 Zn（AR）、缓冲溶液 $NH_3 \cdot H_2O$-NH_4Cl（pH = 10）、HCl 溶液（1∶1）、$NH_3 \cdot H_2O$（1∶1）、铬黑 T 指示剂。

四、实 验 内 容

1. 0.01mol/L EDTA 标准溶液的配制及标定　在台平上称取 1.8 ~ 2.1g EDTA 二钠盐，加热溶解后稀释至 500ml，摇匀，贮于聚乙烯塑料瓶中（如混浊应过滤）备用。

2. 准确称取 0.15 ~ 0.20g 处理过的金属 Zn　置于 100ml 烧杯中，加 15ml HCl（1∶1）溶液，盖好表面皿，使 Zn 完全溶解。以少量蒸馏水冲洗表面皿，将溶液定量转入 250ml 容量瓶中，加蒸馏水稀释至刻度，摇匀。

3. 用移液管吸取此溶液 25.00ml 于 250ml 锥形瓶中，逐滴加入 $NH_3 \cdot H_2O$（1∶1）至开始出现 $Zn(OH)_2$ 白色沉淀为止，再依次加入 10ml pH = 10 的氨性缓冲液和 20ml 蒸馏水，少许（约 0.1g）铬黑 T 指示剂，摇匀。然后用待标定的 EDTA 溶液滴至溶液由紫红色变为纯蓝色，记下所消耗的 EDTA 溶液的体积。平行测定 3 次，计算 EDTA 溶液的准确浓度。

4. 水质总硬度的测定　用移液管移取水样 100.00ml 于 250ml 锥形瓶中，加入 5ml $NH_3 \cdot H_2O$-NH_4Cl 缓冲溶液，加少许（约 0.1g）铬黑 T 指示剂，摇匀。用 0.01mol/L EDTA 标准溶液滴定至溶液由酒红色变为蓝色，记录滴定消耗的 EDTA 标准溶液体积。平行测定 3 次。

五、实 验 结 果

1. 数据记录

（1）0.01mol/L EDTA 标准溶液的配制及标定。

实验次数	1	2	3
W_{Zn}（g）			
EDTA（ml）			
EDTA（ml）			
V_{EDTA}（ml）			

（2）水质总硬度的测定。

实验次数	1	2	3
$V_{水样}$（ml）			
EDTA（ml）			
EDTA（ml）			
V_{EDTA}（ml）			

2. 结果计算

$$c(\text{EDTA}) = \frac{m(\text{Zn}) \times 1/10}{M(\text{Zn}) \times V(\text{EDTA})}$$

$$水的硬度 = \frac{c(\text{EDTA}) \cdot V(\text{EDTA}) \cdot M(\text{CaO})}{10V_{水样}}$$

六、注 意 事 项

1. 配位反应进行较慢，因此滴定速度不宜太快。临近终点时，每加 1 滴 EDTA 都应充分振荡，否则会使终点过早出现。

2. 测定水的硬度时，少量铁、铬、锰等离子有干扰，可加 1～3ml 1∶2

三乙醇掩蔽。

3. 铬黑 T 指示剂配制，0.5g 铬黑 T 加 0.5g 盐酸羟胺溶于 100ml 95% 酒精。此指示剂仅可保存数天。

七、思考与讨论

1. 测定水的总硬度时，为何要控制溶液的 pH＝10？

2. 从 CaY^{2-}、MgY^{2-} 的 $\lg k_f$ 值，比较它们的稳定性，如何用 EDTA 分别测定 Ca^{2+}、Mg^{2+} 混合溶液中 Ca^{2+}、Mg^{2+} 的含量？

实验八　分光光度法测定高锰酸钾的含量

一、实验目的

1. 熟悉分光光度计的结构。
2. 掌握可见分光光度计的使用方法。
3. 掌握可见分光光度法测定高锰酸钾含量的原理和方法。

二、实验原理

　　高锰酸钾是一种强氧化剂，含量较高时可用氧化还原滴定法测定其含量。低含量时可用可见分光光度计进行测定。高锰酸钾水溶液呈紫红色，在可见光区有吸收，吸收峰位于525nm，因此，可采用可见分光光度法测定其含量。本实验采用标准曲线法进行定量测定。

三、仪器和试剂

　　仪器：752N 型分光光度计，容量瓶（50ml、1000ml），吸量管（5ml）。
　　试剂：高锰酸钾溶液（500μg/ml）。

四、实验内容

　　1. 操作步骤
　　（1）溶液的配制
　　标准系列溶液的配制　分别精密吸取高锰酸钾标准贮备液（500μg/ml）1.0、2.0、3.0、4.0、5.0ml 容量瓶中，用蒸馏水稀释至刻度，摇匀。
　　供试液的配制：精密吸取高锰酸钾样品溶液 3ml 置于 50ml 容量瓶中，用蒸馏水稀释至刻度，摇匀。

（2）溶液吸光度测定

标准曲线的绘制：用1cm吸收池，以蒸馏水为空白溶液，在525nm处依次测定上述标准系列溶液中各溶液的吸光度。以吸光度为纵坐标，浓度为横坐标，绘制标准曲线。

供试液的测定：测定供试液的吸光度，平行测定三次，取平均值（A_x）。从标准曲线上查出高锰酸钾供试液的浓度（C_x）并计算高锰酸钾样品溶液的浓度（$C_{样品}$）。

2. 数据记录

标准溶液体积（ml）	1.0	2.0	3.0	4.0	5.0	样品溶液3.0ml
标准溶液浓度（μg/ml）						供试液浓度 C_x =
吸光度（A）						

3. 计算结果

$$C_{样品} = C_x \times 50/V_{样品}$$

五、注 意 事 项

1. 打开吸收池暗盒盖时，调透光率为零，关闭吸收池暗盒盖时，调透光率为100%。

2. 不测定时，吸收池暗盒盖应处于打开状态。

3. 吸收池盛装溶液之前应用待装液润洗3次。

4. 应由稀至浓测定溶液的吸光度。

六、思考与讨论

为什么采用氧化还原滴定法测高锰酸钾含量时，高锰酸钾溶液需用硫酸来调节溶液的酸度，而采用可见分光光度法测定其含量时，则不需调节溶液的酸度？

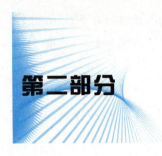

第二部分

验证性实验

实验九　溶胶的制备及其性质

一、实验目的

1. 掌握制备溶胶的原理和方法。
2. 了解溶胶的稳定性和高分子化合物溶液对溶胶的保护作用。

二、实验原理

胶体是由直径为 1~100nm 的分散相粒子分散在分散剂中构成的多相体系。溶胶可由两个途径获得：一是凝聚法，采用化学反应，二是分散法。本实验中的 $Fe(OH)_3$ 溶胶由 $FeCl_3$ 水解反应制得。

胶体粒子表面具有电荷及水膜，是动力学稳定体系，若胶粒表面的电荷及水膜被除去，溶胶将发生聚沉。例如，向溶液中加入电解质，反离子将中和胶粒电荷而使之聚沉，若两种带相反电荷的溶胶相混合，电荷相互中和而彼此聚沉，加热会使粒子运动加剧，克服相互间的电荷斥力而聚沉。然而，若在加入电解质之前于溶胶中加入适量的高分子溶液，胶粒会受到保护而免于沉聚。

三、仪器和试剂

仪器：试管、试管夹、烧杯、酒精灯、玻璃棒电泳仪、手电筒。

试剂：0.2mol/L FeCl₃、0.01mol/L KI、0.01mol/L AgNO₃、0.2mol/L NaCl、0.2mol/L Na₂SO₄、0.2mol/L Na₃PO₄、白明胶。

四、实 验 内 容

1. 溶胶的制备

（1）$Fe(OH)_3$ 溶胶：在一个 100ml 烧杯中加 50ml 蒸馏水，加热至沸，然后边搅拌边慢慢加入 0.2mol/L $FeCl_3$ 溶液 5ml，继续搅拌 1 分钟，观察溶液的颜色变化，保留溶胶备用。

（2）AgI 溶胶：在锥形瓶中加入 30ml 0.01mol/L KI 溶液，然后从滴定管中把 $AgNO_3$（0.01mol/L）溶液慢慢滴加 20ml 于锥形瓶中，即得 AgI 负溶胶（A）。

按同样方法将 10ml 0.01mol/L KI 溶液慢慢滴入 15ml 0.01mol/L $AgNO_3$ 溶液中，即得 AgI 正溶胶（B）。

2. 胶体溶液的丁铎尔效应　取一定量氢氧化铁溶胶于试管中，在深色的背景下用手电筒照射上面所制备的溶胶。在与光束垂直方向上观察溶胶的散射现象（图 9-1），并解释原因。

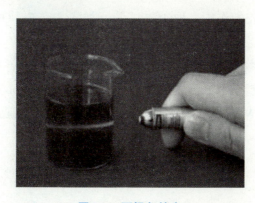

图 9-1　丁铎尔效应

3. 胶体的电泳现象　将 U 形管洗净、烘干（或用少量胶体溶液洗几次），注入本实验制备的 $Fe(OH)_3$ 溶胶。静置片刻，用吸管小心加入 1~2cm 高的水柱（注意切勿破坏溶胶与水之间的界面），分别插入铜电极，接通直流电源，电压 200V，通电几分钟后，可见溶胶与水之间的界面向一极移动（图9-2）。由界面移动的方向，判断 $Fe(OH)_3$ 溶胶的带电性质，试写出溶胶的胶粒、胶团的结构。

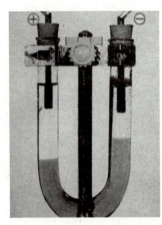

图 9-2　胶体的电泳现象

4. 溶胶的聚沉

（1）电解质对溶胶的作用：取三支试管各加入 2ml 本实验制备的 $Fe(OH)_3$ 溶胶，然后分别滴加 0.2mol/L NaCl、0.2mol/L Na_2SO_4、0.2mol/L Na_3PO_4 溶液。记录发生相同程度浑浊时，所需各种电解质的量，加以比较。简要说明所需电解质的量与其阴离子电荷数之间的关系。

（2）正负溶胶的相互作用：将上述制得的 AgI 负溶胶（A）和 AgI 正溶胶（B）

按下表所列比例混合，逐个观察混合后的实验现象，注意颜色变化。

试管编号	1	2	3	4	5	6	7
溶胶 A（ml）	0	1	2	3	4	5	6
溶胶 B（ml）	6	5	4	3	2	1	0

（3）加热对溶胶的作用：取 1 支试管，加入 3ml $Fe(OH)_3$ 溶胶，慢慢加热煮沸，观察现象，解释原因。

5. 高分子化合物对溶胶的保护作用　取 3 支试管，各加入 2ml $Fe(OH)_3$ 溶胶和 4 滴白明胶，摇匀。然后分别加入 1 滴 0.2mol/L NaCl、0.2mol/L Na_2SO_4、0.2mol/L Na_3PO_4 溶液，振荡，观察有无沉淀生成，解释原因。

五、注意事项

制备 $Fe(OH)_3$ 溶胶时，先将蒸馏水加热至沸，然后边搅拌边加入慢慢 $FeCl_3$ 溶液，以防生成 $Fe(OH)_3$ 沉淀。

六、思考与讨论

1. 使溶胶聚沉的方法有哪些？为什么？

2. 胶体电泳的方向有什么规律？设计实验判断某种溶胶是正溶胶还是负溶胶？

实验十　配合物的生成和性质

一、实验目的

1. 了解配位离子的生成、组成和离解。
2. 了解配位离子和简单离子、配合物和复盐的区别。
3. 了解配合物的一些特性（颜色、溶解度）和制备方法。

二、实验原理

配合物是由中心离子和配体组成配离子，带正电荷的称为配阳离子，带负电荷的称为配阴离子。配合物与复盐不同，它在水溶液中电离出来的配离子很稳定，只有一部分电离出简单离子，而复盐则全部电离为简单离子。

例如：配位化合物　　$[Cu(NH_3)_4]SO_4 \rightleftharpoons [Cu(NH_3)_4]^{2+} + SO_4^{2-}$

$$[Cu(NH_3)_4]^{2+} \rightleftharpoons Cu^{2+} + 4NH_3$$

　　　　　复盐　　　　　　$NH_4Fe(SO_4)_2 \rightleftharpoons NH_4^+ + Fe^{3+} + 2SO_4^{2-}$

配合物中的内界和外界可用实验来确定。

通过配位反应形成的配合物的性质（如颜色、溶解度、氧化还原性等），往往和原物质有很大的差别。例如，AgCl 难溶与水，但 $Ag(NH_3)_2Cl$ 易溶于水，因此可以通过 AgCl 与氨水的配位反应使 AgCl 溶解。

配位反应常用来分离和鉴定某些离子。例如，在 Cu^{2+}、Fe^{3+}、Ba^{2+} 的混合溶液中，加入稀 H_2SO_4，则 $BaSO_4$ 沉淀出来。分离沉淀后，在溶液中加入过量的氨水，Cu^{2+} 能与过量氨水反应生成铜氨离子 $[Cu(NH_3)_4]^{2+}$ 而溶解。Fe^{3+} 则不与氨水作用生成配离子，而是生成 $Fe(OH)_3$ 沉淀，从而使 Cu^{2+} 和 Fe^{3+} 分离。

三、仪器和试剂

仪器：试管若干、离心试管三只、烧杯一只、胶头滴管、离心机。

试剂：2mol/L NaOH、氨水（2mol/L，6mol/L）、0.1mol/L AgNO$_3$、0.1mol/L CuSO$_4$、0.1mol/L BaCl$_2$、0.1mol/L FeCl$_3$、0.1mol/L KNCS、KI（0.1mol/L，0.2mol/L）、0.1mol/L K$_3$[Fe(CN)$_6$]、0.1mol/L NaCl、0.1mol/L NH$_4$Fe(SO$_4$)$_2$、95% 酒精。

四、实 验 内 容

1. 配合物的生成和组成　在两支试管中各加入 10 滴 0.1mol/L CuSO$_4$ 溶液，然后分别加入 2 滴 0.1mol/L BaCl$_2$ 和 2mol/L NaOH 溶液，观察现象。

另取 20 滴 0.1mol/L CuSO$_4$ 溶液，加入 6mol/L 氨水至生成深蓝色溶液时再多加数滴。然后将深蓝色溶液分盛在两支试管中分别加入 2 滴 0.1mol/L BaCl$_2$ 和 2mol/L NaOH，观察是否都有沉淀产生。

根据上面结果，说明 CuSO$_4$ 和 NH$_3$ 所形成的配位化合物的组成。

2. 配离子的离解

（1）在两支试管中，各加入 10 滴 0.1mol/L AgNO$_3$ 溶液，再分别滴加 2 滴 0.2mol/L KI 溶液和 2mol/L NaOH，各有什么现象产生？

（2）另取一支试管，加入 10 滴 0.1mol/L AgNO$_3$，再滴加 2mol/L 氨水，直到生成沉淀又溶解，再多加数滴。将所得溶液分别盛在两支试管中，分别加入 2 滴 2mol/L NaOH 和 0.1mol/L KI 溶液。观察现象，并解释之。写出配离子的离解方程式。

3. 简单离子与配位离子的区别

（1）在一支试管中滴入 5 滴 0.1mol/L FeCl$_3$ 溶液，加入 1 滴 0.1mol/L KNCS 溶液，观察现象。

（2）以铁氰化钾 K$_3$[Fe(CN)$_6$] 代替 FeCl$_3$，做同样实验，观察溶液是否呈血红色。根据实验说明简单离子和配离子有何区别。

4. 配位化合物与复盐的区别　在 3 支试管中，各滴入 10 滴 0.1mol/L NH$_4$Fe(SO$_4$)$_2$ 溶液，分别检验溶液中含有 NH$_4^+$（用奈斯勒试剂检验）、Fe^{3+}、SO$_4^{2-}$。比较实验 3（2）和本实验结果，说明配合物和复盐有何区别。

5. 铜氨配合物的制备　在小烧杯中加入 5ml 0.1mol/L CuSO$_4$，逐滴加入 6mol/L 氨水，直至最初生成的沉淀后又溶解为止，再多加几滴，然后加入 6ml 95% 酒精。观察晶体的析出。将制得的晶过滤，晶体再用少量酒精洗涤

笔 记 栏

两次。观察晶体的颜色。写出反应方程式。证明所得晶体中含有铜氨配离子。

五、注 意 事 项

1. 制备配位化合物时，配位剂要逐滴加入，否则一次加入过量的配位剂观测不到沉淀形成与溶解的过程。

2. 配位剂的浓度不宜过高。

六、思考与讨论

1. 试总结影响配位平衡的主要因素。

2. 配合物与复盐的区别是什么？

3. AgCl 为什么能溶于氨水？写出化学方程式。

实验十一 化学反应速率和化学平衡

一、实 验 目 的

1. 测定过二硫酸铵与碘化钾反应的反应速率。
2. 验证浓度、温度和催化剂等对化学反应速率的影响。
3. 认识浓度、温度、压强和催化剂对化学平衡的影响。

二、实 验 原 理

(一) 测定过二硫酸铵与碘化钾反应的反应速率

$$S_2O_8^{2-} + 3I^- \rightleftharpoons 2SO_4^{2-} + I_3^-$$

$$v = kc_{S_2O_8^{2-}} \cdot C_{I^-}$$

$$v = -\Delta c_{S_2O_8^{2-}} / \Delta t$$

$$2S_2O_3^{2-} + I_3^- \rightleftharpoons S_4O_6^{2-} + 3I^-$$

因此：$v = -\Delta c_{S_2O_8^{2-}} / \Delta t = -1/\Delta t \times C_{S_2O_3^{2-}} / 2$

(二) 浓度、温度和催化剂等对化学反应速率的影响

1. 当其他条件不变时，增加反应物浓度，可以增大反应的速率。
2. 当其他条件不变时，温度升高，化学反应速率一般要增大。
3. 催化剂能够降低反应的活化能，大大增加单位体积内反应物分子中活化分子的百分数，就会增大化学反应速率。

(三) 浓度、温度和压强等对化学平衡的影响

1. 在其他条件不变的情况下，增大反应物的浓度或减小生成物的浓度，都可以使平衡向着正反应方向移动；增大生成物的浓度或减小反应物的浓度，都可以使平衡向着逆反应的方向移动。

$FeCl_3$ 溶液与 KSCN 溶液反应生成红色物质，根据红色的深浅可判断这个平衡的移动情况。

$$Fe^{3+}+SCN^- \rightleftharpoons [Fe(SCN)]^{2+}（红色）$$

2. 在其他条件不变的情况下，温度升高，会使化学平衡向着吸热反应的方向移动；温度降低，会使化学平衡向着放热反应的方向移动。例如，二氧化氮转变为四氧化二氮的反应，正反应是放热反应，逆反应是吸热反应：

$$2NO_2（棕色） \rightleftharpoons N_2O_4（无色）+13.6kcal$$

当上述反应在一定条件下达到平衡后，改变混合气体的温度，根据混合气体颜色的变化，可以判断平衡移动的方向。

3. 在其他条件不变的情况下，增大压强会使化学平衡向着气体体积缩小的方向移动；减小压强，会使平衡向着气体体积增大的方向移动。

对于二氧化氮和四氧化二氮的平衡体系：

$$2NO_2（棕色） \rightleftharpoons N_2O_4（无色）$$

改变气体压强，根据混合气体颜色的深浅，可以确定平衡移动的方向。

三、仪器和试剂

仪器：试管、量筒、烧杯、胶头滴管、玻璃注射器（50ml 注射器）、圆底烧瓶、分液漏斗、橡皮塞、玻璃导管、秒表。铁架台、铁夹、铁圈、石棉网、酒精灯、双球平衡管。

试剂：稀硫酸（1∶5）、蒸馏水、0.20mol/L KI、洗涤剂、二氧化锰、3% 过氧化氢溶液、0.010mol/L $Na_2S_2O_3$ 合成淀粉溶液三氯化铁溶液、0.20mol/L $(NH_4)_2S_2O_8$、硫氰化钾溶液、浓硝酸、铜片、冰盐水。二氧化氮气体、热水、冰。

四、实验内容

（一）测定过二硫酸铵与碘化钾反应的反应速率

室温下按表 11-1 各溶液用量进行实验。先分别量取 KI、淀粉、$Na_2S_2O_3$ 溶液于 150ml 烧杯中，用玻璃棒搅拌均匀。再量取 $(NH_4)_2S_2O_8$ 溶液，迅速加到烧杯中，同时按动秒表，立刻用玻璃棒将溶液搅拌均匀。观察溶液，刚一出现蓝色，立即停止计时。记录反应时间。

表 11-1 反应速率的测定 室温_____℃

	实验编号	I	II	III	IV	V
试剂用量(ml)	0.20mol/L（NH₄)₂S₂O₈	20	10	5.0	20	20
	0.20mol/L KI	20	20	20	10	5.0
	0.010mol/L Na₂S₂O₃	8.0	8.0	8.0	8.0	8.0
	0.2g/dm³ 淀粉溶液	4.0	4.0	4.0	4.0	4.0
	0.20mol/L KNO₃	0	0	0	10	15
	0.20mol/L（NH₄)₂SO₄	0	10	15	0	0
混合液中反应的起始浓度（mol/L）	（NH₄)₂S₂O₈					
	KI					
	Na₂S₂O₃					
反应时间 $\triangle t/$（s）						
$S_2O_8^{2-}$ 的浓度变化 $\triangle c_{S_2O_8^{2-}}$（mol/L）						
反应速率 v						

（二）浓度、温度和催化剂等对化学反应速率的影响

1. 浓度对反应速率的影响

（1）称取 4.75g 大苏打（Na₂S₂O₃·5H₂O），溶于 95.25g 水中，即成 3% 硫代硫酸钠溶液。

（2）取 10ml 98% 浓硫酸慢慢加入 50 毫升蒸馏水中，即得 1:5 稀硫酸。

（3）取 3 支试管，分别编号，并按下表规定的数量加入硫代硫酸钠溶液和蒸馏水，摇匀后，把试管放在一张有字的纸前，这时隔着试管可以清楚地看到字迹。然后再滴加稀硫酸。同时从加入第一滴硫酸时开始记录时间，到溶液出现浑浊，使试管后面的字迹看不见时停止计时，将记录的时间填入表 11-2。

笔记栏

11-2　浓度对反应速度的影响

编号	加硫代硫酸钠溶液（ml）	加蒸馏水（ml）	加稀硫酸（1：5）（ml）	出现浑浊所需时间（s）
1	20	0	20	
2	10	10	20	
3	5	15	20	

从上述实验得出反应物的浓度与化学反应速率的关系。

2. 温度对化学反应速率的影响

（1）在一支试管里注入 5ml 3% 的硫代硫酸钠溶液，然后在室温条件下，向这个试管里滴入 5 滴硫酸（1：5），记录出现浑浊的时间。

（2）另取两个盛有 5ml 3% 硫代硫酸钠溶液的试管，将其中一个试管放在冰水浴中，另一个试管放在热水浴中，片刻后取出，跟上面一样滴加硫酸和记录时间，填入表 11-3。

表 11-3　温度对反应速率的影响

编号	加 3% 硫代硫酸钠溶液（ml）	加硫酸（1：5）（滴）	温度	时间（s）
1	5	5	室温	
2	5	5	冰水浴	
3	5	5	热水浴	

3. 催化剂对化学反应速率的影响　在两支试管里分别加入 3% 的过氧化氢溶液 3ml 和合成洗涤剂（产生气泡以示有气体生成）3～4 滴，在其中的一支试管中加入少量二氧化锰，另一支试管里不加，前一试管中很快有气泡产生，后一试管分解出的氧气很少。

（三）浓度、温度和催化剂等对化学平衡的影响

1. 浓度对化学平衡的影响

（1）在一只 250ml 的烧杯里，先加入 100ml 蒸馏水，然后加入 10ml

0.01mol/L 的三氯化铁溶液和 10ml 0.01mol/L 的硫氰化钾溶液。溶液立即变成红色。

（2）把这红色溶液平分到三支试管里，在第一支试管里滴加少量 1mol/L 三氯化铁溶液，第二支试管里滴加少量 1mol/L 硫氰化钾溶液。振荡后，观察这二支试管里溶液颜色变为深红色，并与第三支试管相比较。说明增大任何一种反应物的浓度，都会使化学平衡向正反应方向移功。

2. 压强对化学平衡的影响

（1）取一只 250ml 的圆底烧瓶，固定在铁架台上，配上双孔橡皮塞，一孔内插入分液漏斗，另一孔内插入直角玻璃导管。烧瓶内放入铜片 5 克，分液漏斗内盛浓硝酸，装配好后，打开分液漏斗活塞，待硝酸流入烧瓶，关闭活塞，用向上排空气集气法在 250ml 平底烧瓶里收满二氧化氮棕色气体。用橡皮塞塞紧，备用。

（2）在玻璃注射器的活塞周围涂上凡士林作润滑剂，在注射器前端（注射器细管端，不用金属注射针）配上挖有一个未打穿的小洞的大橡皮塞，使注射器细管端与橡皮塞上小洞正好紧密结合，这个橡皮塞既作为密封注射器细管出口的塞子，又作为注射器的衬垫物，这样便成为一个简单的压缩器。

（3）将压缩器上的橡皮塞取下，把活塞推到顶部，从平底烧瓶里吸入二氧化氮和四氧化二氮混合气体约 20ml，随即将细管端用橡皮塞加以封闭。

（4）向下压活塞（图 11-1），观察管内混合气体颜色变化？说明平衡向哪个方向移动？

（5）向上拉活塞，观察管内混合气体颜色变化？说明平衡向哪个方向移动？

3. 温度对化学平衡的影响

（1）在两个 100ml 烧瓶里，收集满二氧化氮和四氧化二氮的混合气体（制备方法见上一实验），塞上带有导管的塞子，用橡皮管将两支导管连通起来，放置一段时间，直到两个烧瓶里的棕色深浅一样为止。这时可以认为连通着的两个烧瓶里所盛的二氧化氮跟四氧化二氮在同等条件下，已达到平衡状态。

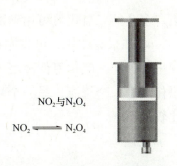

NO_2 与 N_2O_4

$NO_2 \rightleftharpoons N_2O_4$

图 11-1　压强对化学平衡的影响

（2）用夹子夹住橡皮管，把一个烧瓶放进热水里，把另一个烧瓶放入冰水（或冷水）里（图11-2）。这时可以看到浸在冰水里的一个烧瓶颜色变淡，而浸在热水里的一个烧瓶颜色变得更深。

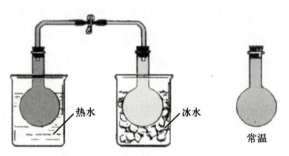

热水   冰水   常温

图11-2   温度对化学平衡的影响

五、注 意 事 项

1. 本实验对试剂有一定的要求　碘化钾溶液应为无色透明溶液，不宜使用有碘析出的浅黄色溶液。过二硫酸铵溶液要新配制的，因为时间长了过二硫酸铵易分解。如所配制过二硫酸铵溶液的 pH 小于 3，说明该试剂已有分解，不适合本实验使用。

2. 在做温度对化学反应速率影响的实验时，如室温低于10℃，可将温度条件改为室温、高于室温10℃、高于室温20℃三种情况进行。

3. 二氧化氮气体有强烈的刺激性气味且有毒，要在通风橱中制取和收集。多余的二氧化氮可用碱液吸收。

4. 如果有冰块，可将制得的二氧化氮由导管通入一支浸在冰盐水的空试管里，这样二氧化氮便冷凝成四氧化二氮液体。若不用热水，也可以用两手捂住其中一个烧瓶，另一个烧瓶浸入冷水中，再将两烧瓶里混合气体颜色作比较。

六、思考与讨论

1. 实验中为什么可以由反应溶液出现蓝色时间的长短来计算反应速度？反应溶液出现蓝色后，$S_2O_8^{2-}$ 与 I^- 的反应是否就终止了？

2. 下述情况对实验有何影响？

（1）移液管混用。

（2）先加（NH_4）$_2S_2O_8$ 溶液，最后加 KI 溶液。

（3）往 KI 等混合液中加（NH_4）$_2S_2O_8$ 溶液时，不是迅速而是慢慢加入。

（4）做温度对反应速度的影响实验时，加入（NH_4）$_2S_2O_8$ 后将盛有反应溶液的容器移出恒温水浴反应。

实验十二　电解质溶液和缓冲溶液

一、实　验　目　的

1. 熟悉强电解质和弱电解质的区别。
2. 掌握酸碱指示剂及 pH 试纸测定溶液酸碱度的方法。
3. 了解离子反应发生的条件。
4. 熟悉不同类型盐类水溶液的酸碱性。
5. 熟悉缓冲溶液的配制方法。

二、实　验　原　理

1. 强电解质和弱电解质　强电解质在水溶液中完全电离，以离子形式存在；弱电解质在水溶液中部分电离，以离子和分子形式存在。

2. 离子反应发生的条件　生成沉淀、气体、和难电离的物质，具备三个条件之一，即能发生离子反应。

3. 盐类水解　在溶液中，强碱弱酸盐，强酸弱碱盐或弱酸弱碱盐电离出来的离子与水电离出来的 H^+ 与 OH^- 生成弱电解质的过程叫做盐类水解。

4. 缓冲溶液　缓冲溶液是指不因稀释或加入少量强酸或强碱而使其 pH 值有明显改变的溶液。缓冲溶液可以由弱酸及其共轭碱或弱碱及其共轭酸组成。缓冲溶液的 pH 值计算公式

$$pH=pK_a+lg \left[B^- \right] / \left[HB \right]$$

根据公式，可配制一定 pH 值的缓冲溶液，也可以计算一定浓度和体积的共轭酸及其共轭碱配成的缓冲溶液的 pH 值。

由于缓冲溶液中有抗酸抗碱成分，故加入少量的强酸、强碱，其 pH 值几乎不变，但所有缓冲溶液的缓冲能力都有一定的限度，即各具有一定的缓冲容量，如果加入强酸强碱的量超过了缓冲溶液的缓冲能力，则缓冲溶液将失去了缓冲作用。

三、仪器和试剂

仪器：试管、试管架、5ml、10ml 移液管、玻璃棒、点滴板。

试剂：1mol/L HCl、1mol/L HAc、1mol/L NaOH、1mol/L NaAc、1mol/L NaCl、0.5mol/L $AgNO_3$、3mol/L H_2SO_4、3mol/L Na_2SO_4、0.1mol/L $BaCl_2$、0.1mol/L Na_2CO_3、1mol/L $NH_3 \cdot H_2O$、1mol/L $FeCl_3$、大理石、广泛 pH 试纸、红石蕊试纸、蓝石蕊试纸。

四、实 验 内 容

1. 强电解质和弱电解质　取 2 支试管，分别加入 1mol/L HCl 和 1mol/L HAc 各 1ml，然后各加入大小相同的大理石，观察并记录现象，解释原因。

用干净的玻璃棒分别蘸取 1mol/L HCl 和 1mol/L HAc，滴在 pH 试纸上，测定并记录溶液的 pH。解释原因。

2. 离子反应

（1）取 2 支试管，分别加入 1mol/L NaCl 和 1mol/L HCl 各 2ml，再加入 0.5mol/L $AgNO_3$ 数滴，观察并记录现象，解释原因，写出离子反应方程式。

（2）取 2 支试管，分别加入 3mol/L H_2SO_4、3mol/L Na_2SO_4 各 2ml，再分别加入 0.1mol/L $BaCl_2$ 2 滴，观察并记录现象，解释原因，写出离子反应方程式。

（3）在一支试管中加入 0.1mol/L Na_2CO_3 2ml，滴加 1mol/L HCl 数滴（不要振荡），观察并记录现象，解释原因，写出离子反应方程式。

3. 盐类水解　在白色点滴板的凹穴内，分别放入红、蓝石蕊试纸和 pH 试纸各 3 条，然后分别滴入 1mol/L NaCl、1mol/L Na_2CO_3、1mol/L $FeCl_3$ 各 1 滴，用 pH 试纸测定溶液 pH，用红、蓝石蕊试纸测定溶液酸碱性，观察并记录现象，解释原因，将结果填入表 12-1。

表 12-1　盐类水解

溶液名称	红、蓝石蕊试纸	pH	酸碱性	解释原因
1mol/L NaCl				
1mol/L Na$_2$CO$_3$				
1mol/L FeCl$_3$				

4. 缓冲溶液的配制和性质

（1）HAc -NaAc 缓冲溶液的配制：依据表 12-2 中数据配制不同浓度比的缓冲溶液。

表 12-2　缓冲溶液的配制

试管号	1	2	3
HAc	1ml	5ml	9ml
NaAc	9ml	5ml	1ml
理论 pH			

（2）缓冲溶液的抗酸抗碱作用：依据表 12-3 做实验，将上述 1 号试管的缓冲溶液平均分装在 1 号，1′号两支试管，同样 2 号和 3 号试管中的缓冲溶液平均分装在 2 号，2′号和 3 号，3′号试管，用 pH 试纸测定溶液的 pH，记录数据，解释原因。

表 12-3　缓冲溶液的抗酸抗碱作用

试管号	缓冲溶液的量	加 1mol/L HCl	加 1mol/L NaOH	pH
1	2ml	1滴		
1′	2ml		1滴	
2	2ml	1滴		
2′	2ml		1滴	
3	2ml	1滴		
3′	2ml		1滴	

五、注意事项

1. 实验所用试管较多，注意编号，以免混淆不清。
2. 实验所用试管玻璃棒要求洁净，以免影响实验现象和结果。
3. 不能将 pH 试纸插入试剂瓶中测定溶液的 pH，以防污染试剂。

六、思考与讨论

1. 通过实验，归纳缓冲溶液有哪些性质？
2. 缓冲溶液的 pH 值由哪些因素决定？
3. 总结离子反应发生的条件。

实验十三　氧化还原反应与电极电势

一、实 验 目 的

1. 熟悉电极电势与氧化还原反应的关系。
2. 了解浓度、酸度、温度对氧化还原反应的影响。
3. 了解原电池的装置和原理。

二、实 验 原 理

氧化还原反应的实质是物质间电子的转移或电子对的偏移。氧化剂、还原剂得失电子能力的大小，即氧化还原能力的强弱，可根据它们相应电对的电极电势的相对大小来衡量。电极电势的数值越大，则氧化态的氧化能力越强，其氧化态物质是较强的氧化剂。电极电势的数值越小，则还原态的还原能力越强，其还原态物质是较强的还原剂。只有较强的氧化剂和较强的还原剂之间才能够发生反应，生成较弱的氧化剂和较弱的还原剂，故根据电极电势可以判断反应的方向。

利用氧化还原反应产生电流的装置称原电池。原电池的电动势 $E_{池} = \varphi_+ - \varphi_-$，根据能斯特方程，当氧化型或还原型物质的浓度、酸度改变时，电极电势的数值会随之发生改变。本实验利用伏特计测定原电池的电动势来定性比较浓度、酸度等因素对电极电势及氧化还原反应的影响。

三、仪器和试剂

仪器：试管、烧杯、表面皿、培养皿、U 形管、伏特计、水浴锅、导线、砂纸、鳄鱼夹。

试剂：2mol/L HCl、HNO$_3$、浓 HNO$_3$、3mol/L H$_2$SO$_4$、3mol/L HAc、0.1mol/L H$_2$C$_2$O$_4$、浓 NH$_3$·H$_2$O、6mol/L NaOH、1mol/L ZnSO$_4$、1mol/L

$CuSO_4$、$0.1mol/L$ KI、$0.1mol/L$ KBr、$AgNO_3$（0.1，$0.5mol/L$）、$0.1mol/L$ $FeCl_3$、$0.1mol/L$ $Fe_2(SO_4)_3$、$FeSO_4$（0.4，$1mol/L$）、$0.4mol/L$ $K_2Cr_2O_7$、$0.001mol/L$ $KMnO_4$、$0.1mol/L$ Na_2SO_3、$0.1mol/L$ Na_3AsO_3、$0.1mol/L$ $MnSO_4$、$0.1mol/L$ $KSCN$、溴水、碘水、CCl_4、NH_4F（$1mol/L$、固体）、KCl饱和溶液、$0.5mol/L$ $SnCl_2$、$0.5mol/L$ $CuCl_2$、$(NH_4)_2C_2O_4$（饱和溶液）、锌粒、小锌片、小铜片、琼脂、电极（锌片、铜片、铁片、碳棒）、红色石蕊试纸。

四、实验内容

1. 电极电势和氧化还原反应

（1）向试管中加入 10 滴 $0.1mol \cdot L^{-1}$ 的 KI 溶液和 2 滴 $0.1mol/L$ 的 $FeCl_3$ 溶液后，摇匀，再加入 10 滴 CCl_4 溶液充分振荡，观察 CCl_4 层颜色的变化，解释原因并写出相应的反应方程式。

（2）用 $0.1mol/L$ KBr 代替 KI 溶液进行同样实验，观察 CCl_4 层颜色的变化。

（3）用溴水代替 $FeCl_3$ 溶液与 $0.1mol/L$ 的 KI 溶液作用，又有何现象？

根据实验结果比较 Br_2/Br^-、I_2/I^-、Fe^{3+}/Fe^{2+} 三个电对的电极电势相对大小，指出最强的氧化剂和还原剂，并说明电极电势和氧化还原反应的关系。

2. 浓度对电极电势的影响

（1）在两只 50ml 烧杯中，分别加入 25ml $1mol/L$ 的 $ZnSO_4$ 溶液和 25ml $1mol/L$ 的 $CuSO_4$ 溶液，在 $ZnSO_4$ 溶液中插入仔细打磨过的 Zn 片，在 $CuSO_4$ 溶液中插入仔细打磨过的 Cu 片，用导线将 Cu 片、Zn 片分别与伏特计的正负极相连，两个烧杯溶液间用 KCl 盐桥连接好，测量电池电动势。

（2）取出盐桥，在 $CuSO_4$ 溶液中滴加过量浓 $NH_3 \cdot H_2O$，边加边搅拌，当生成的沉淀完全溶解而形成深蓝色溶液时，放入盐桥，测定电池电动势。

（3）再取出盐桥，在 $ZnSO_4$ 溶液中滴加浓 $NH_3 \cdot H_2O$，边加边搅拌，至生成的沉淀完全溶解后，放入盐桥，观察伏特计示数有何变化。

比较 3 次测定结果，你能得出什么结论？利用能斯特方程解释实验现象。

3. 酸度对电极电势的影响

（1）取两只 50mL 小烧杯，分别加入 25ml $1mol/L$ $FeSO_4$ 溶液和 25ml

0.4mol/L $K_2Cr_2O_7$ 溶液，在盛有 $FeSO_4$ 溶液的烧杯中插入铁片，盛有 $K_2Cr_2O_7$ 溶液的烧杯中插入碳棒，用导线将铁片、碳棒与伏特计的负极、正极相连，将两烧杯间用另一盐桥连接好，测量电池电动势。

（2）在 $K_2Cr_2O_7$ 溶液中，逐滴加入 1mol/L H_2SO_4 溶液，观察伏特计示数的变化。再向 $K_2Cr_2O_7$ 溶液中，逐滴加入 6mol/L NaOH 溶液，观察伏特计的示数又怎样变化？

4. 浓度、酸度对氧化还原反应产物的影响

（1）在 3 支试管中，均加入 2 滴 0.001mol/L $KMnO_4$ 溶液，再分别加入 1mol/L H_2SO_4、蒸馏水、6mol/L NaOH 溶液各 0.5ml，摇匀后往 3 支试管中各加几滴 0.1mol/L Na_2SO_3 溶液，观察反应产物有何不同？解释原因。

（2）在两支试管中分别加入 2ml 浓 HNO_3 和 1mol/L HNO_3，再各加入一小颗锌粒，观察发生的现象。写出有关反应式。

浓 HNO_3 被还原的主要产物可通过对生成气体颜色的观察进行判断，稀 HNO_3 被还原的主要产物可通过检验溶液中是否有 NH_4^+ 生成来进行判断。溶液中 NH_4^+ 检验方法常用气室法或奈斯勒试剂法（奈斯勒试剂是 $K_2[HgI_4]$ 的 KOH 溶液，遇 NH_4^+ 生成棕红色沉淀）。气室法检验 NH_4^+ 离子方法：取大小两个表面皿，在较大表面皿中加入 5～10 滴待测试液，再滴入 3～5 滴 40% 的 NaOH 溶液，在较小的表面皿贴一小块湿润的红色石蕊试纸（或广泛 pH 试纸），将两个表面皿盖好做成气室，将该气室放在水浴上微热，若试纸变蓝色，则示 NH_4^+ 存在。

5. 浓度、酸度对氧化还原反应方向的影响

（1）浓度的影响

取一支试管，加入蒸馏水、CCl_4 溶液和 0.1mol/L $Fe_2(SO_4)_3$ 溶液各 10 滴，摇匀，再加入 10 滴 0.1mol/L 的 KI 溶液，振荡后观察 CCl_4 层的颜色。

在另一支试管中加入 CCl_4、0.1mol/L $FeSO_4$ 和 0.1mol/L $Fe_2(SO_4)_3$ 溶液各 10 滴，摇匀后，再加入 10 滴 0.1mol/L 的 KI 溶液，振荡后观察 CCl_4 层的颜色。并与上一实验进行比较。

在以上 2 支试管中各加入一小勺 NH_4F（固体），用力振荡一会儿，观察 CCl_4 层的颜色变化。解释以上实验现象，说明浓度对氧化还原反应方向的影响。

（2）酸度的影响

Na_3AsO_3 溶液与 I_2 水之间反应如下：

$$AsO_4^{3-}+2I^-+2H^+\Longleftrightarrow AsO_3^{3-}+I_2+H_2O$$

取一支试管，加入 5 滴 0.1mol/L Na_3AsO_3 溶液，再加入 5 滴 I_2 水，观察溶液颜色。然后将溶液用 2mol/L HCl 酸化，溶液颜色有何变化？再向溶液中滴入 40% NaOH 溶液，又有何变化？解释原因，说明酸度对氧化还原反应方向的影响。

6. 酸度、温度和催化剂对氧化还原反应速度的影响

（1）酸度的影响：在两支试管中，各加入 5 滴饱和 $(NH_4)_2C_2O_4$ 溶液，再分别加入 3mol/L H_2SO_4 和 3mol/L HAc 溶液各 5 滴，然后往两支试管中各加入 2 滴 0.001mol/L $KMnO_4$ 溶液，观察比较两支试管中紫红色褪去的快慢。解释原因，并写出有关反应方程式。

（2）温度的影响：在两支试管中，各加入 10 滴 0.1mol/L $H_2C_2O_4$ 溶液，5 滴 1mol/L H_2SO_4 和 1 滴 0.001mol/L $KMnO_4$ 溶液，摇匀；将其中一支试管放入 80℃ 水浴中加热，另一支试管不加热，比较两支试管紫红色褪色快慢。说明原因。

（3）催化剂的影响：在 3 支试管中，各加入 1ml 0.1mol/L $H_2C_2O_4$ 溶液，5 滴 1mol/L H_2SO_4 和 1 滴 0.001mol/L $KMnO_4$ 溶液，摇匀；向其中一支试管滴加 5 滴 0.1mol/L $MnSO_4$，另一支试管滴加 5 滴 1mol/L NH_4F 溶液，第三支试管加 5 滴蒸馏水，摇匀，比较 3 支试管紫红色褪色快慢，必要时可加热。解释原因。

五、注 意 事 项

1. $FeSO_4$ 和 Na_2SO_3 溶液要现配制。

2. 作为电极的锌片、铜片、铁片、鳄鱼夹等用时要用砂纸打磨，以免接触不良影响伏特计读数。

3. 盐桥的制法：将 1g 琼脂加入 100ml 饱和 KCl 溶液中浸泡一会儿，加热煮成糊状，趁热倒入 U 形玻璃管中（注意里面不能留气泡），冷却即成。

笔 记 栏

六、思考与讨论

1. 为什么 $K_2Cr_2O_7$ 能氧化浓 HCl 中的 Cl^-，而不能氧化浓度更大的 NaCl 溶液中的 Cl^-？

2. 试归纳影响电极电势的因素。

3. 若用饱和甘汞电极来测定锌电极的电极电势，应如何组成原电池？写出原电池符号及电极反应式。

实验十四 元素的性质

一、实验目的

1. 了解金属元素的活泼性。
2. 了解镁、钙、钡的草酸盐、碳酸盐、铬酸盐和硫酸盐的溶解性。
3. 熟悉焰色反应的操作，并熟悉使用金属钠、钾、的安全措施。
4. 掌握卤素间的置换反应和鉴定卤离子的方法。
5. 掌握浓硫酸的特性和氨的化学性质。
6. 熟悉硫酸根、碳酸根和铵根的鉴别方法。

二、实验原理

1. 卤离子的鉴别   不同的卤化物与硝酸银反应生成不同颜色的卤化银沉淀，且沉淀不溶于稀硝酸。

2. 漂白粉的作用原理   漂白粉中的次氯酸钙与水反应生成次氯酸，次氯酸是强氧化剂，能漂白和杀菌。

3. 浓硫酸具有脱水性，能使某些有机物碳化变黑。

4. 硫酸根、碳酸根离子与可溶性钡盐反应生成沉淀。硫酸钡不溶于酸，碳酸钡溶于酸，以此能鉴别硫酸根。

5. 铵盐的鉴别   铵盐与强碱共热，放出氨气。氨气使湿润的红色石蕊试纸变蓝。

6. 金属钠硬度小，可用小刀切割。金属钠与水剧烈反应生成氢气和氢氧化钠。镁、铝的活泼性不如金属钠。

7. 碱土金属的盐如碳酸盐、硫酸盐难溶于水。

8. 焰色反应   某些金属或其化合物在无色火焰中灼烧时使火焰呈现特征的颜色。

三、仪器和试剂

仪器：烧杯（150mL）、小试管、坩埚、漏斗、镊子、镍丝、钴玻璃、滴管、试管夹、红纸片、白纸、点滴板。

药品：钠、镁粉、Na_2O_2、1mol/L H_2SO_4、2mol/L HCl、2mol/L HAC、2mol/L NaOH（新配）、2mol/L $NH_3 \cdot H_2O$、1mol/L LiCl、1mol/L NaCl、1mol/L KCl、1mol/L $MgCl_2$、1mol/L $CaCl_2$、0.1mol/L $CaCl_2$、1mol/L $SrCl_2$、0.1mol/L $SrCl_2$、0.1mol/L $BaCl_2$、1mol/L $BaCl_2$、$(NH_4)_2C_2O_4$（饱和）、NH_4Cl（饱和）、1mol/L Na_2SO_4、$(NH_4)_2SO_4$（饱和）、0.1mol/L Na_2CO_3、0.1mol/L $KMnO_4$、$NaHC_4H_4O_5$（饱和）、酚酞。6mol/L HCl、4mol/L HNO_3、3mol/L H_2SO_4、100g/L NaOH、100g/L Na_2SO_4、100g/L Na_2CO_3、100g/L $BaCl_2$、10g/L 淀粉、1mol/L NaCl、1mol/L NaBr、1mol/L KI、0.1mol/L $AgNO_3$、氯水、溴水、CCl_4、浓硫酸、浓氨水、固体硫酸铵、固体氯化铵、淀粉 KI 试纸、红色石蕊试纸、Pb（Ac）$_2$ 试纸、漂白粉悬浮液。

四、实 验 内 容

1. 卤族元素

（1）氯、溴、碘之间的置换反应：取 3 支试管，分别加入 1mol/L NaCl、1mol/L NaBr、1mol/L KI 各2ml，各滴入氯水 10 滴，观察溶液颜色变化，写出有关化学方程式。在上述溶液中，再各滴入四氯化碳 5 滴，观察溶液颜色变化。

取 2 支试管，分别加入 1mol/L NaBr、1mol/L KI 各2ml，各滴入 10g/L 淀粉溶液 3 滴，再各滴加氯水 10 滴，观察溶液颜色变化，写出有关化学方程式。

（2）氯、溴、碘离子的鉴别：取 3 支试管，分别加入 1mol/L NaCl、1mol/L NaBr、1mol/L KI 各2ml，然后各滴入 0.1mol/L $AgNO_3$ 5 滴，观察现象。在上述试管中，各滴入 4mol/L HNO_3 5 滴，观察沉淀是否溶解。写出有关化学方程式。

（3）漂白粉的漂白作用：取 1 支试管，加入漂白粉悬浮液2ml，滴加 5 滴

3mol/L H_2SO_4，在试管中插入一条红纸片，观察现象，解释原因，写出有关的方程式。

2. 硫、氮的化合物

（1）浓硫酸的脱水性：用玻璃棒蘸取浓硫酸在白纸上写字（下面垫点滴板），观察字迹颜色变化，说明原因。

（2）硫酸根、碳酸根离子的检验：取 2 支试管，分别滴入 100g/L Na_2SO_4 和 100g/L Na_2CO_3 各 2ml，再各滴入 100g/L $BaCl_2$ 5 滴，观察现象。然后在上述 2 支试管分别滴入 6mol/L HCl 5 滴，观察现象，解释原因，写出有关的方程式。

（3）氨水的碱性：取一支试管，加入浓氨水 2ml，在试管口上方，分别用干、湿的红色石蕊试纸检验，观察红色石蕊试纸颜色变化，解释原因。

（4）铵离子的检验：取 2 支试管，分别加入少量固体硫酸铵和固体氯化铵，各加入 100g/L NaOH 2ml，分别加热。在试管口的上方用红湿润的红色石蕊试纸检验气体，观察红色石蕊试纸颜色变化，解释原因，写出有关的方程式。

3. 金属与水反应

（1）钠与水反应：用镊子分别取一小块金属钠，用滤纸吸干表面的煤油，放入盛水的烧杯中，观察现象，反应完毕，滴入 1 滴酚酞后，有何变化？写出化学反应方程式。

（2）镁与水反应：用牛角勺一端取少量镁粉，放入一支试管中，加入少量水，观察现象，然后将试管加热，观察现象，滴入 1 滴酚酞后，有何变化？写出化学反应方程式。

4. 过氧化钠的性质　用牛角勺一端取少量 Na_2O_2 固体，置于一支试管中，加入少量水，观察现象，解释原因。用火柴余烬检验氧气和用 pH 试纸检验溶液的酸碱性，然后在此溶液中加入 1mol/L H_2SO_4 使呈酸性，再加 1 滴 0.1mol/L $KMnO_4$ 溶液，观察现象，解释原因。

5. 碱土金属氢氧化物

（1）氢氧化镁的生成和性质：在 3 支试管中，各加入 0.5ml 1mol/L $MgCl_2$ 溶液，再各加 4～5 滴 2mol/L NaOH 溶液，观察生成的氢氧化镁的颜色和状态。然后分别试验它与饱和 NH_4Cl、2mol/L HCl 和 2mol/L NaOH 的溶液的作用。观察反应现象，写出反应式，并加以解释。

笔 记 栏

（2）Mg^{2+}的鉴定反应：在试管中加 2 滴 0.5mol/L $MgCl_2$ 溶液，再加 6mol/L NaOH 溶液，直到生成絮状的 $Mg(OH)_2$ 沉淀为止。然后加 1 滴镁试剂，搅拌，观察有何现象（可于蒸馏水作对比）。

6. 碱金属的微溶盐　在一支试管中，加入 0.5ml 1mol/L KCl 溶液，再加入 0.5ml 饱和酒石酸钠 $NaHC_4H_4O_5$ 溶液，放置数分钟，如无晶体析出，可用玻璃棒摩擦试管内壁，观察现象。

7. 碱土金属的难溶盐

（1）碳酸盐：在 1 支试管中加入 2～3 滴 0.1mol/L $MgCl_2$ 溶液，再加入一滴 1mol/L Na_2CO_3 溶液，观察白色胶状的 $Mg_2(OH)_2CO_3$ 生成。再继续滴加 1mol/L Na_2CO_3，由于生成 $[Mg(CO_3)_2]^{2-}$ 配离子，所以沉淀又重新溶解。

（2）草酸盐：在 2 支试管中分别加入 0.1mol/L $CaCl_2$、$BaCl_2$ 溶液，再各加入饱和 $(NH_4)_2C_2O_4$ 溶液几滴，观察有无沉淀产生。

（3）硫酸盐：在 2 支试管中分别加入 1mol/L $CaCl_2$ 和 0.1mol/L $BaCl_2$ 溶液约 0.5ml，再各加入 1mol/L Na_2SO_4 溶液几滴，观察有无沉淀产生。

8. 焰色反应　取一条镍丝，蘸浓 HCl 溶液在氧化焰中烧至近无色，再蘸 1mol/L LiCl，在氧化焰中灼烧，观察火焰颜色。试验完毕，再蘸浓 HCl 溶液，并烧至近无色。以同法试验 KCl、$CaCl_2$、$SrCl_2$、$BaCl_2$、NaCl 等溶液。在观察钾盐的焰色时要用一块钴玻璃滤光后观察。这些金属在火焰中的颜色为锂呈红色，钾呈紫色，钙呈橙红色，锶呈洋红色，钡呈绿色，钠呈黄色（图 14-1）。

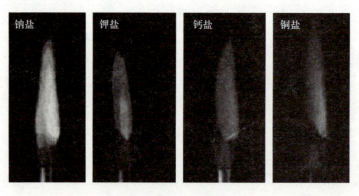

图 14-1　焰色反应的颜色

五、注 意 事 项

1. 浓硫酸具有腐蚀性，使用时要特别小心，切勿接触皮肤，注意戴手套和防护眼镜。

2. 稀释浓硫酸时，一定要将浓硫酸慢慢地加入水中，并要边加变搅拌，切勿将水加入浓硫酸中。

3. 金属钠遇水会引起爆炸，在空气中也立即被氧化。所以通常把它们保存在煤油中，安放在阴凉处。使用时，应在煤油中切割成小块，用镊子夹取，并用滤纸把煤油吸干，切勿与皮肤接触。未用完的金属碎屑不能乱丢，可加少量酒精，使其缓慢分解。

六、思考与讨论

1. 检验氯气和溴蒸气时，可用什么试纸进行？在检验氯气时，试纸开始变蓝，后来蓝色消失，这是为什么？

2. 鉴别卤离子的有哪些方法？

3. 现有五瓶没有标签的溶液，分别是 $MgSO_4$、KCl、$BaCl_2$、$MgCl_2$、K_2SO_4，设法通过化学方法鉴别。

实验十五　烃和卤代烃的性质

一、实 验 目 的

1. 验证任一饱和烃、不饱和烃、卤代烃的性质及苯和苯的同系物的性质。
2. 设计鉴别卤代烃、饱和烃和不饱和烃、苯和苯的同系物的化学方法。
3. 通过简单装置制出乙炔气体并验证其性质。

二、实 验 原 理

1. 链状烃分子的各原子彼此以牢固的 σ 键结合，稳定性大，与强酸、强碱、强氧化剂不作用，但在日光照射下可发生卤代反应。

2. 饱和烃分子中含有碳碳双键，性质活泼，能与卤素等亲电试剂发生亲电加成反应，也易被氧化剂如 $KMnO_4$ 等氧化。

3. 侧链的芳烃如甲苯，侧链与芳环相互影响，性质发生变化。例如甲烷与 $KMnO_4$ 不反应，而甲苯中侧链甲基却能被氧化为羧基。

4. 卤代烃烃的功能团是卤原子。卤代烃易发生亲核取代，如与 $AgNO_3$ 的醇溶液作用生成硝酸酯。卤代烯烃因结构不同，卤原子活性大小不同，与 $AgNO_3$ 的醇溶液反应，烯丙基型反应很快，一般型卤代烃其次，而卤乙烯型很难反应。

三、仪器与试剂

仪器：试管（大、小）、试管夹、铁架台、带导管的塞子、酒精灯、烧杯（250ml、100ml）、温度计、药匙、量筒、石棉网、棉花、火柴。

试剂：液体石蜡、饱和溴水、松节油、0.03mol/L 高锰酸钾溶液、3mol/L 硫酸溶液、0.05mol/L 硝酸银溶液、0.5mol/L 氨水溶液、碳化钙、饱和食盐水、浓硝酸、浓硫酸、苯、甲苯、0.1mol/L 硝酸银醇溶液、1-氯丁烷、1-溴丁烷、1-碘丁烷、氯化苄、氯苯。

四、实验内容

1. 烷烃的性质

（1）取试管 1 支，加入 0.03mol/L $KMnO_4$ 溶液 1ml 和 3mol/L H_2SO_4 2 滴，摇匀，再加入液体石蜡 1ml，振荡，观察现象，解释原因。

（2）取试管 1 支，加入饱和溴水 1ml，再加入液状石蜡 1ml，振荡后观察有无颜色变化？记录并解释发生的现象。

2. 烯烃的性质

（1）取试管 1 支，加入 0.03mol/L $KMnO_4$ 溶液 1ml 和 3mol/L H_2SO_4 2 滴，摇匀，再加入松节油（含双键的环烯烃）1ml，振荡后观察有无颜色变化？记录并解释发生的现象。取试管 1 支，加入饱和溴水 1ml，再加入松节油 1ml，振荡后观察有无颜色变化？记录并解释发生的现象。

（2）取试管 1 支，加入硝酸银氨溶液 1ml，再加入松节油 1ml，振荡后观察有何现象？记录并解释发生的现象。

3. 乙炔的制取和性质

（1）取 3 支试管，分别加入 0.03mol/L $KMnO_4$ 溶液和 3mol/L H_2SO_4 5 滴、2ml 饱和溴水、2ml 硝酸银溶液。

（2）在试剂瓶中盛若干小块电石，分液漏斗里加入 10ml 饱和食盐水，旋开分液漏斗活塞，待饱和食盐水流尽，立即关闭活塞，用排水集气法收集乙炔。记录现象并写出化学反应式。

产生了难闻气味的气体，乙炔本是无色。无臭的气体。因为电石中含有硫化钙和磷化钙等杂质，当电石与水反应时这些杂质便变为 H_2S、PH_3 等，使乙炔带有难闻的气味。

（3）将乙炔气体的导管分别插入（1）中准备好的 3 支试管中，观察有无颜色变化及发生什么现象？记录、解释发生的现象。

4. 芳香烃（苯和甲苯）的性质

（1）硝化反应 取干燥大试管 2 支，各加入浓硝酸和浓硫酸 2ml，摇匀。待混合酸冷却后，向 1 支试管中加入苯 1ml，另 1 支试管中加入甲苯 1ml，边加边不断振荡，混匀后将两支试管放在 60℃ 的水浴中加热。约十分钟后，将 2 支试管里的液体物质分别倒入盛有 20ml 水的小烧杯中。观察生成物的颜色、状态，并闻其气味，并写出化学反应式。

（2）磺化反应 取干燥大试管 2 支，各加入浓硫酸 2ml，然后向 1 支试管中加入苯 1ml，另 1 支试管中加入甲苯 1ml，摇匀后分别将试管放在 80℃水浴中加热并不断振荡，开始反应物形成乳浊液，然后逐渐溶解，待完全溶解后，放冷。再将两支试管的反应物分别倒入盛有 20ml 冷水的小烧杯中，观察生成物的颜色、状态、并闻其气味。记录现象并写出化学反应式。

（3）氧化反应：取试管 2 支，各加 0.03mol/L KMnO₄ 溶液 5 滴和 3mol/L H₂SO₄ 2 滴，然后分别加入 1ml 苯和甲苯，剧烈振荡几分钟后，观察两支试管有无颜色变化？记录并解释发生的现象。

5. 卤代烃的性质

（1）取干燥试管 3 支，各加入 0.1mol/L 硝酸银醇溶液 1ml，然后分别加入 3 滴 1-氯丁烷、氯化苄和氯苯，边加边振荡试管，注意观察每只试管中是否有沉淀出现，记下出现沉淀的时间。大约 5 分钟后，再把没有出现沉淀的试管放在水浴里，加热到微沸，再注意观察这些试管里有没有沉淀出现，并记下出现沉淀的时间。解释发生的现象。

（2）干燥试管 3 支，各加入 0.1mol/L 硝酸银醇溶液 1ml，然后分别加入 3 滴 1-氯丁烷、1-溴丁烷和 1-碘丁烷，振荡试管，注意观察 3 支试管中沉淀生成的速度和颜色，记录并解释发生的现象。

五、注　意　事　项

1. 乙炔制备，用电石与饱和食盐水反应。
2. 苯的溴代反应在通风橱中进行。

六、思考与讨论

1. 用化学方法区别丙烷、丙烯、环丙烷。

2. 卤代烃与硝酸银作用，为什么要用硝酸银乙醇溶液？用硝酸银水溶液可以吗？

3. 烃基类型的卤代烃与硝酸银乙醇溶液反应的活性顺序是什么？请解释其原因。

实验十六 醇、酚、醛和酮的化学性质

一、实 验 目 的

1. 验证醇、酚、醛和酮的性质。
2. 设计鉴别醇、酚、醛和酮。

二、实 验 原 理

在高锰酸钾或重铬酸钾的作用下，伯醇易被氧化为醛，仲醇被氧化为酮，叔醇因不含有 α-H 原子故难被氧化。多元醇则由于羟基间的相互影响，使羟基上氢原于比较活泼，因此相邻羟基多元醇可与重金属的氢氧化物反应，如在氢氧化铜的沉淀中加入甘油即可生成可溶性的深蓝色溶液甘油铜。

酚的羟基由于和苯环直接相连，因此酚具有弱酸性。酚类能使溴水褪色形成溴代酚析出，此反应很灵敏，可用作苯酚的定性和定量分析。酚很容易被氧化。大多数酚与 $FeCl_3$ 有特殊的颜色反应。

醛和酮分子中含有相同的官能团（羰基）。因此，醛和酮有很多共同的化学反应，如均可与 2，4-二硝基苯肼反应时生成黄色、橙色或橙红色的 2，4-二硝基苯腙沉淀，但它们也有不同的特性，如醛容易被弱氧化剂托伦试剂氧化发生银镜反应而酮不能，斐林试剂或班氏试剂则只能用来鉴别脂肪醛和芳香醛。

三、仪器与试剂

仪器：试管、试管架、酒精灯、镊子、小刀、滤纸、量筒、烧杯、滴管、平面皿、水浴锅。

试剂：乙醇、无水乙醇、正丁醇、仲丁醇、叔丁醇、甘油、苯酚、0.2mol/L 苯酚溶液、0.2mol/L 邻苯二酚溶液、0.2mol/L 苯甲醇溶液、金属钠、

酚酞试液、稀硫酸、0.17mol/L 重铬酸钾溶液、0.3mol/L 硫酸铜溶液、饱和溴水、0.06mol/L 三氯化铁溶液、乙醛、苯甲醛、丙酮、2,4-二硝基苯肼试剂、0.05mol/L 硝酸银溶液、0.5mol/L 氨水溶液、斐林试剂 A 液（0.2mol/L 硫酸铜溶液）、斐林试剂 B 液、希夫试剂、0.05mol/L Na〔Fe(CN)$_5$NO〕。

四、实 验 内 容

1. 醇与金属钠的反应　取 3 支干燥的试管，编号，分别加入 1ml 蒸馏水、无水乙醇和正丁醇，再各放入一粒（绿豆大小）洁净的金属钠，观察反应速度的差异。待金属钠完全溶解以后，金属钠与乙醇反应后的溶液倒在平面皿上，使剩余的乙醇挥发。乙醇挥发后残留在表面皿上的固体为乙醇钠。滴加数滴水于乙醇钠上使其溶解，然后再滴加 1 滴酚酞试液。记录并解释发生的现象。

2. 醇的氧化反应　取试管 4 支，编号，分别加入正丁醇、仲丁醇、叔丁醇各 10 滴，4 号试管中加入 10 滴蒸馏水作为对照。然后各加入 1ml 稀硫酸 10 滴和 5 滴 0.17mol/L 重铬酸钾溶液，振荡，记录并解释发生的现象。

3. 甘油与氢氧化铜的反应　取试管 2 支，各加入 1ml 2.5mol/L 氢氧化钠溶液和 10 滴 0.3mol/L 硫酸铜溶液，摇匀，然后往一支试管中加入 1ml 乙醇，振荡；往另一支试管中加入 1ml 甘油，振荡，记录并解释发生的现象。

4. 酚与溴水的反应　在试管中加入 1ml 饱和溴水，再滴入 2 滴 0.2mol/L 苯酚溶液，振荡，记录并解释发生的现象。

5. 酚与三氯化铁的显色反应　取小试管 3 支，分别加入 0.2mol/L 苯酚溶液、0.2mol/L 邻苯二酚溶液、0.2mol/L 苯甲醇溶液各 5 滴，再各滴入 1 滴 0.06mol/L 三氯化铁溶液，振荡，记录并解释发生的现象。

6. 与 2,4-二硝基苯肼的反应　取 3 支试管，分别加入 5 滴乙醛、丙酮、苯甲醛和 10 滴 2,4-二硝基苯肼试剂，充分振荡后，静置片刻，记录并解释发生的现象。

7. 银镜反应　在 1 支大试管中加入 0.05mol/L 硝酸银溶液 2ml，再加入 1 滴 1.25mol/L 氢氧化钠溶液。然后边振荡边滴加 0.5mol/L 氨水溶液，直至生成的沉淀恰好溶解为止（即得托伦试剂）。把配好的托伦试剂分别装在 2 支洁净的试管中，分别加入 5 滴乙醛、丙酮，摇匀后放在 60℃左右的水浴中加热（图16-1）。记录并解释发生的现象。

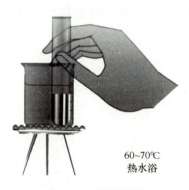

60~70℃
热水浴

图 16-1　银镜反应

8. 斐林反应　在 1 支大试管中各加入 2ml 斐林试剂 A 液和斐林试剂 B 液，混合均匀（即得斐林试剂），然后分装到 3 支洁净的试管中，再分别加入 5 滴乙醛、丙酮和苯甲醛，振荡，放在 80℃水浴中加热 2～3min，记录并解释发生的现象。

9. 希夫反应　取 2 支试管，分别加入 5 滴乙醛、丙酮，然后各加入 10 滴希夫试剂，记录并解释发生的现象。

10. 与亚硝酰铁氰化钠反应　取 2 支试管，各加入 1ml 0.05mol/L Na[Fe(CN)$_5$NO] 和 10 滴 0.5mol/L 氨水，摇匀，再分别加入 5 滴乙醛和丙酮，记录并解释发生的现象。

五、注 意 事 项

1. 苯酚的腐蚀性很大，使用时要小心，若不慎沾到皮肤上，应立即用酒精洗去。

2. 烯醇型化合物与三氯化铁的反应，由于它们的结构不同，可出现粉红色，紫色或绿色等呈色反应。目前认为是形成了有色配合物，不过普通的醇类则无此反应，所以借此可鉴别醇和酚。

3. 斐林试剂呈深蓝色，与脂肪醛共热后溶液颜色依次变化：蓝、绿、黄、红色沉淀。甲醛尚可进一步将氧化亚铜还原为暗红色的金属铜。苯甲醛与此试剂无反应，借此可以鉴别脂肪醛。

4. 试管是否干净与银镜的生成有很大的关系。因此，实验所用的试管最

笔 记 栏

好是依次用温热浓硝酸、大量水、蒸馏水洗净。

5. 银镜反应不宜温热过久。因试剂受热会生成有爆炸危险的雷酸银。实验完毕加入少量硝酸，立即煮沸洗去银镜。

六、思考与讨论

1. 如何用简单的化学方法区分乙醇、乙醛、苯甲醛和丙酮？

2. 进行银镜反应时要注意哪些事项？

3. 与氢氧化铜反应产生深蓝色是邻羟基多元醇的特征反应，此外，还有什么试剂能起类似的作用？

实验十七　有机酸和羧酸衍生物的性质

一、实验目的

1. 验证有机酸和羧酸衍生物的主要化学性质。
2. 设计鉴别羧酸及取代羧酸的化学方法。
3. 比较羧酸及取代羧酸的酸性。
4. 掌握酯化反应的原理和实验操作。

二、实验原理

1. 有机酸的酸性　分子中含有羧基（-COOH）的有机化合物，称为羧酸。羧酸分子中烃基上的氢原子被其他原子或原子团取代后的化合物，称为取代羧酸。取代羧酸分为卤代羧酸、羟基酸、羰基酸以及氨基酸等。

2. 甲酸和草酸的还原性　草酸的还原性很强，能使高锰酸钾溶液褪色。甲酸中有醛基，有一定的还原性，也能使高锰酸钾褪色。

3. 脱羧反应　羧酸分子中失去羧基放出二氧化碳的反应叫做脱羧反应。加热草酸，草酸失去羧基放出二氧化碳并生成甲酸。

4. 酯化反应是醇跟羧酸或含氧无机酸生成酯和水的反应。

三、仪器与试剂

仪器：试管（大、小）、试管夹、药匙、带塞导管、铁架台、铁夹、酒精灯、烧杯（100ml、250ml）、锥形瓶（50ml）、温度计、量筒、石棉网、蓝色石蕊试纸、火柴。

试剂：甲酸、乙酸、草酸、苯甲酸、1mol/LNaOH 溶液、无水碳酸钠、乳酸、酒石酸、水杨酸、三氯乙酸、2mol/L 乙酸溶液、2mol/L 一氯乙酸溶液、2mol/L 三氯乙酸溶液、2mol/L NaOH 溶液、托伦试剂、0.03mol/L $KMnO_4$

溶液、3mol/L 硫酸溶液、澄清石灰水、甲醇、浓硫酸、乙酰水杨酸、0.1mol/L 三氯化铁溶液、茚三酮试剂、广泛 pH 试纸

四、实 验 内 容

1. 有机酸酸性试验

（1）与酸碱指示剂作用 取 3 支试管，分别加入甲酸、乙酸各 5 滴、草酸少许，再各加入 1ml 蒸馏水，震荡。用广泛 pH 试纸测定其近似 pH 值。记录并解释 3 种酸的酸性强弱顺序。

（2）与碱反应：取 0.2g 苯甲酸晶体放入盛有 1ml 水的试管中加入 10% NaOH 液数滴，振荡并观察现象。直接再加数滴 10% 的盐酸，振荡并观察所发生的变化。

（3）与碳酸盐反应：取 1 支试管，加入少量无水碳酸钠，再滴加乙酸少许，记录现象。

2. 取代羧酸的酸性

（1）取代羧酸酸性比较：取 3 支试管，分别加入乳酸 2 滴、酒石酸、三氯乙酸各少许，然后各加 1ml 蒸馏水，震荡，观察是否溶解？再分别用广泛 pH 试纸测其近似 pH，记录现象解释三种酸的酸性强弱顺序。

（2）氯代酸的酸性增强：取 3 支试管，分别加入 2mol/L 乙酸、2mol/L 一氯乙酸和 2mol/L 三氯乙酸溶液各 10 滴，用广泛 pH 试纸检验每种酸的酸性，然后往 3 支试管中再各加入甲基紫指示剂（pH=0.2~1.5 黄-绿；pH=1.5~3.2 绿-紫）1~2 滴，观察指示剂颜色的变化。记录并解释 3 种酸的酸性强弱顺序。

3. 甲酸和草酸的还原性

（1）取 2 支试管，分别加入 0.5ml 甲酸、草酸少许，再加入 0.5ml 0.03mol/L 高锰酸钾溶液和 0.5ml 3mol/L 硫酸溶液，振荡后加热至沸，记录并解释发生的现象。

（2）取 1 支洁净试管，加入 2~3 滴甲酸，用 2.5mol/L NaOH 溶液中和至碱性然后加 1ml 新制备的托伦试剂，摇匀后放进 80℃ 的水浴中加热数分钟，观察有无银镜生成？记录并解释发生的现象。

4. 脱羧反应　取 1 支干燥的大试管，放入 3g 草酸，用带有导管的塞子塞

紧，试管口向下稍倾斜固定在铁架台上（图 17-1）。另取 1 只小烧杯加入约 20ml 澄清石灰水，将导管插入石灰水中，小心加热试管，仔细观察石灰水的变化，记录、解释发生的现象并写出化学反应式。

5. 酯化反应　在干燥的小锥形瓶中，溶解水杨酸 0.5g 于 5ml 甲醇中，加入 10ml 水的小烧杯中，再加入 10 滴浓硫酸，充分振荡，过几分钟后注意观察生成物的外观，并闻气味。记录、解释发生的现象并写出化学反应式。

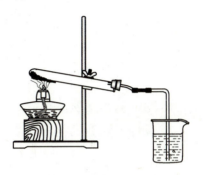

图 17-1　草酸的脱羧反应

6. 水杨酸和乙酰水杨酸与三氯化铁反应　取 2 支试管，分别加入 0.1mol/L 三氯化铁溶液 1～2 滴，各加水 1ml。然后在第一支试管中加少许水杨酸晶体，第二支试管中加少许乙酰水杨酸晶体，振荡。最后加热第二支试管。注意观察两支试管有何现象，记录并解释发生的现象。

五、注 意 事 项

1. 水杨酸和甲醇生成的水杨酸甲酯，俗名冬青油，具有特殊香味，用于医药及调合皂用香精和牙膏香精。

2. 乙酰水杨酸，又名阿司匹林，其药片的鉴别方法

（1）取本品的细粉适量（约相当于阿司匹林 0.1g），加水 10ml，煮沸，放冷，加三氯化铁试液 1 滴，即显紫色。

（2）取本品的细粉适量（约相当于阿司匹林 0.5g），加碳酸钠试液 10ml，振摇后，放置 5 分钟，滤过，滤液煮沸 2 分钟，放冷，加过量的稀硫酸，即析出白色沉淀，并发生醋酸的臭气。

六、思 考 与 讨 论

1. 草酸为什么能被热的高锰酸钾的酸性溶液氧化？而丙二酸在同一条件下却不能被氧化？

2. 酯化反应中为什么加入硫酸，酯的碱性水解效果为什么比酸性水解效果好？

实验十八　糖 的 性 质

一、实 验 目 的

1. 验证糖的性质。
2. 设计鉴别糖的化学方法。

二、实 验 原 理

糖类是广泛分布的一类有机化合物，是生物体组织细胞的重要成分。例如，葡萄糖、蔗糖、淀粉、纤维素等都属于糖类，糖与人类的生活密切相关。从结构上分析，糖类化合物是多羟基醛或多羟基酮及其脱水缩合产物。根据糖类化合物的水解情况将其分为三类：单糖、低聚糖和多糖。

单糖分子中含有羟基和羰基，故应具有一般醇和醛酮的性质，但又由于这些官能团的相互影响，所以单糖有一些特有的性质。如与托伦试剂、斐林试剂和班氏试剂反应。

所有糖都能与莫立许试剂发生反应，而且反应灵敏，常用于糖类物质的鉴定。

酮糖如果糖或蔗糖的溶液中，加入塞利凡诺夫试剂，加热，很快出现红色。在相同的时间内，醛糖反应速率很慢，以至观察不出它的变化。所以，用此实验可以鉴别酮糖和醛糖。

双糖和多糖在一定条件下彻底水解生成单糖。

三、仪器与试剂

10% α-萘酚、95% 乙醇、5% 葡萄糖、果糖、麦芽糖、蔗糖、淀粉液、滤纸浆、间苯二酚、班氏试剂、托伦试剂、苯肼试剂、浓盐酸、10% NaOH、I_2-KI、酒精、乙醚（1∶3）、浓硫酸、恒温水浴锅。

四、实 验 内 容

1. 莫立许试验　在 4 支试管中加入 1ml 5% 葡萄糖、果糖、麦芽糖、蔗糖溶液，滴入 2 滴 10% α-萘酚和 95% 乙醇溶液，将试管倾斜 45°，沿管壁慢慢加入 1ml 浓硫酸，观察现象？若无颜色，可在水浴中加热，再观察结果？

2. 塞利凡诺夫试验　在试管中加入间苯二酚 2ml，再加入 5% 葡萄糖、果糖、麦芽糖、蔗糖溶液 1ml，混匀，沸水浴中加热 1~2min，观察颜色有何变化？加热 20min 后，再观察，并解释。

果糖、蔗糖出现红色，酮糖或含有酮糖结构的糖类反应。

3. 与班氏试剂反应　取 4 支试管分别加入 1ml 班氏试剂，微热至沸，分别加入 5% 葡萄糖、果糖、麦芽糖、蔗糖溶液，在沸水中加热 2~3min，放冷，观察现象。

4. 与托伦试剂反应：取 4 支洁净的试管分别加入 1.5ml 托伦试剂，再分别加入 0.5ml 葡萄糖、果糖、麦芽糖，在 60~80℃ 热水浴中加热，观察并比较结果，解释为什么？

5. 糖类物质的水解

（1）蔗糖的水解：取 1 支试管加入 8ml 5% 蔗糖并滴加 2 滴浓盐酸，煮沸 3~5min，冷却后，用 10% NaOH 中和，用此水解液作班氏试验。

（2）淀粉水解和碘试验

碘试验：向 1ml 淀粉溶液中，加入 2 滴碘-碘化钾溶液，将其溶液稀释，至蓝色液很浅，加热，结果如何？放冷后，蓝色是否再现，试解释之。

淀粉用酸水解：在 2ml 淀粉液，加入 5 滴盐酸，水浴加热，每隔 5min 从小烧杯中取少量液体做碘试验，直至不发生碘反应为止，先用 10% NaOH 中和，再用班氏试剂试验，观察，并解释之。

五、注 意 事 项

1. 在糖的还原性实验中，蔗糖与班氏试剂长时间加热，有时可以得到正性的结果。

2. 莫立许试验很灵敏，糖类物质都有这个反应，但甲酸、草酸、乳酸、

笔 记 栏

葡萄糖醛酸等也能与莫立许产生颜色。

3. 浓硫酸有腐蚀作用，使用浓硫酸时要做好防范措施（如戴手套），切勿与皮肤接触。

六、思考与讨论

1. 如何区别还原性糖和非还原性糖？是否所有的糖都能还原班氏试剂？

2. 在糖的还原性实验中，蔗糖与班氏试剂长时间加热，有时可以得到正性的结果，为什么？

3. 淀粉水解后，为什么要用氢氧化钠中和至碱性，再用班氏试剂试验？

实验十九 氨基酸和蛋白质的性质

一、实 验 目 的

1. 验证氨基酸和蛋白质的性质。
2. 设计鉴别氨基酸和蛋白质的化学方法。

二、实 验 原 理

蛋白质都是由 α-氨基酸构成的。氨基酸是生物体内构成蛋白质分子的基本单位，与生物的生命活动有着密切的关系。

α-氨基酸分子中既含有羧基又含有氨基，因此既能发生羧基的典型反应如与碱成盐、与醇反应生成酯、加热脱羧等，又能发生氨基的典型反应如与酸成盐、与亚硝酸的反应、与甲醛的反应等。同时由于氨基与羧基之间相互影响，还能发生一些特殊的反应。如与茚三酮反应生成蓝紫色的有色物质。

蛋白质分子中还存在游离的氨基和羧基，也具有两性电离的性质。沉淀蛋白质的方法有盐析、金属盐沉淀法等。蛋白质的颜色反应有缩二脲反应、茚三酮反应、黄蛋白反应等，可用蛋白质的颜色反应鉴别蛋白质。

三、仪器与试剂

仪器：恒温水浴锅。

试剂：清蛋白、$CuSO_4$、醋酸铅、$HgCl_2$、（NH_4）$_2SO_4$、5% HAc、苦味酸、鞣酸、茚三酮、1% 甘氨酸、1% 酪氨酸、1% 色氨酸、1% 鸡蛋白、浓 HNO_3、20% NaOH、饱和 $CuSO_4$、硝酸汞试剂、30% NaOH、10% 硝酸铅。

四、实 验 内 容

1. 氨基酸的性质　取 2 支试管，分别加入 0.2mol/L 甘氨酸、酪氨酸悬浊液（用时应摇匀）各 1ml。然后各加入茚三酮试剂 2～3 滴，在沸水浴中加热 10 分钟，观察有何变化，记录。解释发生的现象并写出化学反应式。

2. 蛋白质的颜色反应

（1）与茚三酮反应：在试管中加入蛋白质溶液，然后加 3 滴茚三酮溶液，在沸水浴中加热 10～15min，观察现象？

（2）黄蛋白反应：取两支试管，在一试管中加 5 滴苯酚；在另一支试管中加 5 滴蛋白质溶液，然后分别加入 2 滴浓硝酸，观察在蛋白质溶液中是否有白色沉淀生成？将两支试管放在沸水浴中加热，此时两支试管各有什么现象。

（3）缩二脲反应：在试管中加入 5 滴蛋白质溶液和 5 滴氢氧化钠，摇匀后，加入 2 滴硫酸铜，振荡，观察颜色变化。

3. 蛋白质的沉淀

（1）中性盐沉淀蛋白质：在试管中分别加入 2ml 蛋白质溶液和饱和硫酸铵溶液，混匀后，静置 10 分钟，球蛋白将析出，将其离心，离心后的上层清液用滴管移至另一离心管中，慢慢加硫酸铵粉末，每加一次，均用玻璃棒充分搅拌，直到粉末不再溶解为止。静置 10 分钟，则可见清蛋白沉淀析出，离心并吸去上层清液。

向上述两离心管沉淀中分别加入蒸馏水 2ml，用玻璃棒搅拌，观察沉淀能否溶解？

（2）乙醇沉淀蛋白质：在试管中加入 5 滴蛋白质溶液，沿试管壁加入 10 滴无水乙醇，摇匀，静置数分钟，观察溶液能否出现浑浊？

4. 蛋白质的变性

（1）酸沉淀蛋白质：在试管中加入 5 滴蛋白质溶液，然后加 1 滴盐酸使其酸化，再滴加 2 滴三氯乙酸，观察沉淀的生成。

取两滴蛋白质溶液于点滴板上，加 1 滴苦味酸，（必要时加 0.1mol/L 盐酸酸化）观察沉淀生成。

（2）重金属沉淀蛋白质：在四支试管中，各加入 5 滴蛋白质溶液，然后依次加 3 滴 $HgCl_2$（30g/L）、$AgNO_3$（30g/L）、醋酸铅（30g/L）、$CuSO_4$（30g/L），观察沉淀生成。

（3）加热蛋白质：在试管中加入 2ml 蛋白质溶液，置沸水浴中加热 5 分钟，观察蛋白质的凝固现象。

五、注 意 事 项

1. 鸡蛋白溶液的配制　将鸡蛋清用 10 倍体积的水稀释，混匀待用。
2. 在盐析时，将蛋白质的 pH 调到等电点附近，盐析的效果更好。

六、思考与讨论

1. 如何区分蛋白质的可逆沉淀和不可逆沉淀？
2. 在蛋白质的缩二脲反应中，为什么要控制硫酸铜溶液的加入量？过量的硫酸铜会导致什么结果？
3. 为什么能用煮沸的方法来消毒医疗器械？

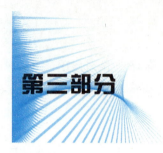

第三部分

制 备 实 验

实验二十　食盐的提纯

一、实 验 目 的

1. 通过沉淀反应，了解提纯粗盐的方法。
2. 练习台秤和煤气灯的使用以及过滤、蒸发、结晶、干燥等基本操作。

二、实 验 原 理

粗食盐中含有不溶性杂质（如泥沙等）和可溶性杂质（主要是 Ca^{2+}、Mg^{2+}、K^+、SO_4^{2-}）。不溶性杂质，可用溶解和过滤的方法除去。可溶性杂质可用下列方法除去，即在粗食盐溶液中加入稍过量的 $BaCl_2$ 溶液时，可将 SO_4^{2-} 转化为难溶解的 $BaSO_4$ 沉淀而除去。

$$Ba^{2+} + SO_4^{2-} \longrightarrow BaSO_4 \downarrow$$

将溶液过滤，除去 $BaSO_4$ 沉淀。再加入 NaOH 和 Na_2CO_3 溶液，由于发生下列反应：

$$Mg^{2+} + 2OH^- \longrightarrow Mg\,(OH)_2 \downarrow$$

$$Ca^{2+} + CO_3^{2-} \longrightarrow CaCO_3 \downarrow$$

$$Ba^{2+} + CO_3^{2-} \longrightarrow BaCO_3 \downarrow$$

食盐溶液中的杂质 Ca^{2+}、Mg^{2+} 以及沉淀 SO_4^{2-} 时加入的过量 Ba^{2+} 便相应转

化为难溶的 $Mg(OH)_2$、$CaCO_3$、$BaCO_3$ 沉淀而通过过滤的方法除去。过量的 $NaOH$ 和 Na_2CO_3 可以用纯盐酸中和除去。少量可溶性的杂质（如 KCl）由于含量很少，在蒸发浓缩和结晶过程中仍留在溶液中，不会和 $NaCl$ 同时结晶出来。

三、仪器与试剂

仪器：台秤、烧杯（150ml）、普通漏斗、漏斗架、布氏漏斗、吸滤瓶、量筒（100ml）、蒸发皿、石棉网、pH 试纸、滤纸。

试剂：粗食盐、2mol/L HCl、1mol/L Na_2CO_3、2mol/L NaOH、1mol/L $BaCl_2$、0.5mol/L $(NH_4)_2C_2O_4$、镁试剂。

四、实　验　内　容

1. 粗食盐的提纯

（1）在台秤上称取 5g 粗食盐，放入小烧杯中，加 30ml 蒸馏水，用玻璃棒搅动并加热使其溶解。至溶液沸腾时，在搅动下一滴一滴加入 1mol/L $BaCl_2$ 溶液至沉淀完全（约 2ml），继续加热，使 $BaSO_4$ 颗粒长大而易于沉淀和过滤。为了试验沉淀是否完全，可将烧杯从石棉网上取下，待沉淀沉降后，在上层清液中加入 1~2 滴 $BaCl_2$ 溶液，观察澄清液中是否还有浑浊现象，如果无浑浊现象，说明 SO_4^{2-} 已完全沉淀，如果仍有浑浊现象，则需继续滴加 $BaCl_2$ 溶液，直至上层清液在加入 1 滴 $BaCl_2$ 后，不再产生浑浊现象为止。沉淀完全后，继续加热 5min，以使沉淀颗粒长大易于沉降，用普通漏斗过滤。

（2）在滤液中加入 1ml 2mol/L NaOH 和 3ml 1mol/L Na_2CO_3 加热至沸。待沉淀沉降后，在上层清液中加 1mol/L Na_2CO_3 溶液至不再产生沉淀为止，用普通漏斗过滤（图 20-1）。

（3）在滤液中逐滴加入 2mol/L HCl，并用玻璃棒蘸取滤液在 pH 试纸上试验，直至溶液呈微酸性为止（pH = 6）。

（4）将溶液倒入蒸发皿中，用小火加热蒸发，浓缩至稀粥状为止，但切不可将溶液蒸发至干（图 20-2）。

（5）冷却后，用布氏漏斗过滤，尽量将结晶抽干。将结晶放在蒸发皿上，在石棉网上用小火加热干燥。

（6）称出产品的质量，并计算产量百分率。

$$食盐产率=精盐的质量/5.0×100\%$$

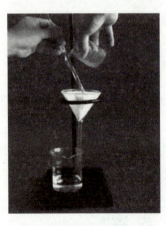
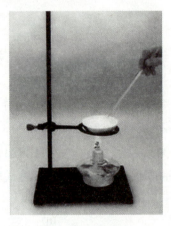

图 20-1　过滤　　　　　　　　　图 20-2　蒸发

2. 产品纯度的检验　取少量（约 1g）提纯前和提纯后的食盐，分别用 5ml 蒸馏水溶解，然后各盛于 3 支试管中，组成 3 组，对照检验它们的纯度。

（1）SO_4^{2-} 的检验：在第一组溶液中，分别加入 2 滴 $BaCl_2$ 溶液，比较沉淀产生的情况，在提纯的食盐溶液中应该无沉淀产生。

（2）Ca^{2+} 的检验：在第二组溶液中，分别加入 2 滴 0.5mol/L $(NH_4)_2C_2O_4$，在提纯的食盐溶液中应无白色难溶的草酸钙（CaC_2O_4）沉淀产生。

（3）Mg^{2+} 的检验：在第三组溶液中，分别加入 2 ~ 3 滴 2mol/L NaOH 溶液，使溶液呈碱性（用 pH 试纸试验），再各加入 2 ~ 3 滴镁试剂，在提纯的食盐溶液中应无天蓝色沉淀产生。

镁试剂是一种有机染料，它在酸性溶液中呈黄色，在碱性溶液中呈红色或紫色，但被 $Mg(OH)_2$ 沉淀吸附后，则呈天蓝色，因此可以用来检验 Mg^{2+} 的存在。

五、注 意 事 项

笔 记 栏

1. 用玻棒搅拌时力量不要过大，玻璃棒不要过长，以免碰翻烧杯，不搅拌时放在干净之处。

2. 蒸发皿洗干净后，先擦干或小火烘干，再升温；并注意不要骤冷，以免爆裂。

六、思考与讨论

1. 怎样除去粗食盐中的杂质和 Ca^{2+}、Mg^{2+}、K^+、SO_4^{2-} 等离子？

2. 提纯后的食盐溶液浓缩时为什么不能蒸干？

3. 怎样检验提纯后的食盐？

实验二十一　乙酸乙酯的制备

一、实验目的

1. 组装乙酸乙酯的制备装置。
2. 进行乙酸乙酯的制备操作。
3. 分离提纯乙酸乙酯。
4. 掌握蒸馏、洗涤、干燥等基本操作。

二、实验原理

乙酸和乙醇在浓硫酸催化下直接酯化生成乙酸乙酯。

$$CH_3COOH + CH_3CH_2OH \underset{}{\overset{浓\ H_2SO_4}{\rightleftharpoons}} CH_3COOCH_2CH_3 + H_2O$$

粗产品用饱和碳酸钠溶液洗涤除去乙酸，用饱和氯化钙溶液洗去乙醇，并用无水硫酸镁进行干燥除去水，再通过蒸馏收集 73~80℃ 的馏分得到纯乙酸乙酯。

三、仪器与试剂

试剂：乙醇 11.5ml（9.3g，0.125mol）、冰醋酸 7.2ml（7.5g，0.125mol）、浓硫酸 3~4 滴、10% 碳酸钠水溶液 10ml、无水硫酸镁 2~3g（用于干燥乙酸乙酯）。

仪器：电热套、球形冷凝管、圆底烧瓶、分液漏斗。

四、实验装置图

见图 21-1 所示。

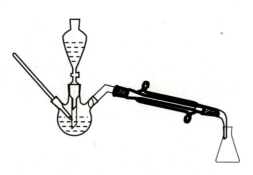

图 21-1 实验二十一装置示意图

五、实验内容

1. 粗乙酸乙酯的制备

（1）在干燥的 100ml 三颈烧瓶中加入 8ml 95% 的乙醇，在冷水冷却下，边摇边慢慢加入 8ml 浓硫酸，加入沸石；在滴液漏斗中加入 8ml 95% 的乙醇和 8ml 乙酸，摇匀。按上述装置图组装仪器。滴液漏斗的末端和温度计的水银球必须浸到液面以下距瓶底 0.5～1cm 处。

（2）加热，当温度计读数上升到 110℃ 时，从滴液漏斗中滴加乙醇和乙酸混合液（速度为每分钟 30 滴为宜），并维持反应温度在 120℃ 左右。滴加完毕，继续加热数分钟，直到反应液温度升到 130℃，不再有馏出液为止。

2. 洗涤

（1）向粗产物中慢慢加入饱和碳酸钠溶液，直到有机相的 pH 值呈中性为止。分去水相，有机相用 7ml 饱和食盐水洗涤后，再饱和氯化钙洗涤两次，每次 7ml。弃去水层，酯层用无水硫酸钠干燥。

（2）将干燥后的乙酸乙酯滤入 25ml 蒸馏瓶中，蒸馏，收集 73～78 ℃ 馏分，称重，计算产率。

乙酸乙酯的沸点为 77.06℃，具有果香味。

六、注 意 事 项

1. 酯化反应所用仪器必须无水，包括量取乙醇和冰醋酸的量筒也要干燥。

2. 乙酸乙酯与水或乙醇可分别生成共沸混合物。因此，有机层中的乙醇不除净或干燥不够时，由于形成低沸点共沸混合物，从而影响酯的产率。

3. 在馏出液中除了酯和水外，还含有少量未反应的乙醇和乙酸，也含有副产物乙醚。故必须用碱除去其中的酸，并用饱和氯化钙除去未反应的醇。否则会影响到酯的得率。

七、思考与讨论

1. 蒸出的粗乙酸乙酯中主要有哪些杂质？如何除去？

2. 用 10% 碳酸钠水溶液洗涤有机相为什么要及时给分液漏斗放气？

实验二十二　阿司匹林的制备

一、实 验 目 的

1. 了解阿司匹林制备的反应原理和实验方法。
2. 通过阿司匹林制备实验初步熟悉有机化合物的分离、提纯等方法。
3. 了解乙酰水杨酸的应用价值。

二、实 验 原 理

阿司匹林，学名乙酰水杨酸，是一个广泛使用的具有解热止痛作用治疗感冒的药物。它是一种具有双官能团的化合物，一个是酚羟基，另一个是羧基，羧基和羟基都可以发生酯化，而且还可以形成分子内氢键，阻碍酰化和酯化反应的发生。

制备乙酰水杨酸最常用的方法是将水杨酸与乙酸酐作用，通过乙酰化反应，使水杨酸分子中酚羟基上的氢原子被乙酰基取代，生成乙酰水杨酸。为了加速反应的进行，通常加入少量浓硫酸作催化剂，浓硫酸的作用是破坏水杨酸分子中羧基与酚羟基间形成的氢键，从而使酰化作用较易完成。在生成乙酰水杨酸的同时，水杨酸分子之间也可发生缩合反应，生成少量的聚合物。其反应式如下：

这样得到的是粗制乙酰水杨酸，混有反应副产物和尚未作用的原料，催化剂等，必须经过纯化处理才能得到纯品。

乙酰水杨酸能与碳酸氢钠反应生成水溶性钠盐，而副产物聚合物不能溶于碳酸氢钠，这种性质上的差别可用于乙酰水杨酸的纯化。

可能存在于最终产物中的杂质是水杨酸本身，这是由于乙酰化反应不完全或由于产物在分离步骤中发生分解造成的。它可以在各步纯化过程和产物的重结晶过程中被除去。与大多数酚类化合物一样，水杨酸可与三氯化铁形成深色络合物，乙酰水杨酸因酚羟基已被酰化，不再与三氯化铁发生颜色反应，因此杂质很容易被检出。

三、仪器与试剂

仪器：锥形瓶、普通蒸馏装置、抽滤装置、小烧杯等。

试剂：水杨酸、乙酸酐、饱和碳酸氢钠、1% $FeCl_3$、乙酸乙酯、浓硫酸、浓盐酸。

四、实验装置图

见图 22-1 所示。

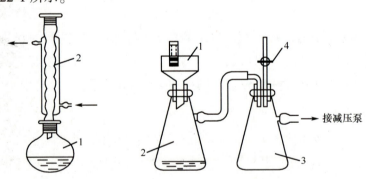

接减压泵

图 22-1　实验二十二装置示意图

五、实 验 内 容

1. 重蒸乙酸酐　量取乙酸酐 30ml 放入 50ml 的圆底烧瓶中进行普通蒸馏，收取 137～140℃的馏分备用。

2. 加料　在 125ml 锥形瓶中加入 2g（0.014mol）水杨酸、5.4g（5ml，0.05mol）新蒸乙酸酐和 5 滴浓硫酸。

3. 反应　旋摇锥形瓶使水杨酸全部溶解后，在水浴上加热 5～10min，水浴温度 85～90℃，冷却至室温后，即有乙酰水杨酸结晶析出（若不结晶，可用玻璃棒摩擦瓶壁或置于冰水中冷却）。然后加入 50ml 水，将混合物继续在冰水浴中继续冷却使结晶完全。抽滤，结晶用少量冷蒸馏水洗涤，抽干后将粗产物转移至表面皿上，自然晾干，产物约 1.8g。

4. 除杂得粗产品　将粗产物转移至 100ml 烧杯中，搅拌下加入 25ml 饱和碳酸氢钠溶液，加完后继续搅拌几分钟，直至无二氧化碳气泡产生，过滤，用 5～10ml 水冲洗漏斗，合并滤液，倒入预先盛有将 4～5ml 浓盐酸和 10ml 水配成的溶液的烧杯中，搅拌均匀，即有乙酰水杨酸沉淀析出。将烧杯置于冰水浴中冷却，使结晶完全。抽滤，用冷蒸馏水洗涤 2～3 次，抽干后，将结晶移至表面皿上，干燥后约 1.5g。

5. 检验纯度　用显微熔点仪测定该粗产物的为熔点 133～135℃。取几粒结晶加入盛有 5ml 水的试管中，加入 1～2 滴 1% 三氯化铁溶液，观察有无颜色反应，确定是否需要进一步精制。若需精制，可将上述结晶溶于最少量的乙酸乙酯中（4～6ml），溶解时应在水浴上小心加热，若有不溶物出现，可用预热过的玻璃漏斗趁热过滤，将滤液冷至室温即有结晶析出。抽滤，可得纯产品。

乙酰水杨酸为白色针状结晶，熔点为 135～136℃。

六、注意事项

1. 由于分子内氢键的作用，水杨酸与醋酸酐直接反应需在 150～160℃才能生成乙酰水杨酸。加入酸的目的主要是破坏氢键的存在，使反应在较低的温皮下（90℃）就可以进行，而且可以大大减少副产物，因此，实验中要注意控制好温度。仪器要全部干燥，药品也要实现经干燥处理。乙酸酐必须是新蒸的，收集 139～140℃的馏分，否则产率很低。

2. 水浴加热温度不宜过高，时间不宜过长，否则副产物可能增加。

3. 为了检验产品中是否还有水杨酸，利用水杨酸属酚类物质可与三氯化铁发生颜色反应的特点，用几粒结晶加入盛有 3ml 水的试管中，加入 1～2 滴

1%　$FeCl_3$溶液，观察有无颜色反应（紫色）。

七、思考与讨论

1. 在制备阿司匹林时，加入浓硫酸的目的是什么？
2. 反应中为何控制水浴温度在 85～90℃？
3. 如果一瓶阿司匹林变质，能否通过闻味道进行鉴别？

常用化学仪器的使用

一、玻璃仪器的洗涤

化学实验经常使用各种玻璃仪器，用不洁净的仪器进行实验，往往得不到准确的结果，所以应该保证所使用的仪器是洁净的。洗涤玻璃仪器的方法很多，应当根据实验要求、污物的性质和仪器性能来选用。一般说来，附在仪器上的污物有可溶性物质，也有尘土和其他不溶性物质，还有油污和某些化学物质。针对具体情况，可分别采用下列方法洗涤。

1. 用水刷洗　用毛刷刷洗仪器，既可以洗去可溶性物质，又可以使附着在仪器上的尘土和其他不溶性物质脱落。应当根据仪器的大小和形状选用合适的毛刷，注意避免毛刷的铁丝触破或损伤仪器。

2. 用去污粉或合成洗涤剂刷洗　由于去污粉中含有碱性物质碳酸钠，它和洗涤剂都能除去仪器上的油污。用水刷洗不净的污物，可用去污粉、洗涤剂或其他药剂洗涤。先把仪器用水湿润（留在仪器中的水不能多），再用湿毛刷沾少许去污粉或洗涤剂进行刷洗。最后用自来水冲洗，除去附在仪器上的去污粉或洗涤剂。

3. 用浓硫酸-重铬酸钾洗液洗　在进行精确的定量实验时，对仪器的洁净程度要求更高，所用仪器容积精确、形状特殊，不能用刷子刷洗，可用铬酸洗液清洗。这种洗液具有很强的氧化性和去污能力。用洗液洗涤仪器时，往仪器内加入少量洗液（用量约为仪器总容量的1/5），将仪器倾斜并慢慢转动，使仪器内壁全部为洗液润湿。再转动仪器，使洗液在仪器内壁流动，洗液流动几圈后，把洗液倒回原瓶，最后用水把仪器冲洗干净。如果用洗液浸泡仪器一段时间，或者使用热的洗液，则洗涤效果更好。

洗液有很强的腐蚀性，要注意安全，小心使用。洗液可反复使用，直到它变成绿色（重铬酸钾被还原成硫酸铬的颜色），就失去了去污能力，不能继续使用。

能用别的洗涤方法洗干净的仪器，就不要用铬酸洗掖洗．因为它具有毒性。使用洗液后，先用少量水清洗残留在仪器上的洗液。洗涤水不要倒入下水道，应集中统一处理。

4. 特殊污物的去除　根据附着在器壁上污物的性质、附着情况，采用适当的方法或选用能与它作用的药品处理。例如，附着器壁上的污物是氧化剂（如二氧化锰），就用浓盐酸等还原性物质除去；若附着的是银，就可用硝酸处理；如要清除活塞内孔的凡士林，可用韧铜丝将凡士林捅出后，再用少量有机溶剂（如 CCl_4）浸泡。

用以上各种方法洗净的仪器，经自来水冲洗后，往往残留有自来水中的 Ca^{2+}、Mg^{2+}、Cl^- 等离子，如果实验不允许这些杂质存在，则应该再用蒸馏水（或去离子水）冲洗仪器 2～3 次。少量（每次用蒸馏水量要少）、多次（进行多次洗涤）是洗涤时应该遵守的原则。为此，可用洗瓶使蒸馏水成一股细小的水流，均匀地喷射到器壁上，然后将水倒掉，如此重复几次。这样，既可提高洗涤效率又节约蒸馏水。

仪器如果已洗净，水能顺着器壁流下，器壁上只留一层均匀的水膜，无水珠附着上面。已经洗净的仪器，不能用布或纸去擦拭内壁，以免布或纸的纤维留在器壁上沾污仪器。

二、玻璃仪器的干燥

洗净的玻璃仪器如需干燥可选用以下方法。

1. 晾干　干燥程度要求不高又不急等用的仪器，可倒放在于净的仪器架或实验柜内，任其自然晾干。倒放还可以避免灰尘落入，但必须注意放稳仪器。

2. 吹干　急需干燥的仪器，可采用吹风机或"玻璃仪器气流烘干器"等吹干。使用时，一般先用热风吹玻璃仪器的内壁，干燥后，吹冷风使仪器冷却。如果先加少许易挥发又易与水混溶的有机溶剂（常用的是酒精或丙酮）到仪器里，倾斜并转动仪器，使壁上的水与有机溶剂混溶，然后将其倾出再吹风，则干得更快。

3. 烤干　有些构造简单、厚度均匀的小件硬质玻璃器皿，可以用小火烤干，以供急用。烧杯和蒸发皿可以放在石棉网上用小火烤干。试管可以直接用小火烤干，用试管夹夹住靠试管口一端，试管口略为向下倾斜，以防蒸汽凝聚后倒流使灼热的试管炸裂。烘烤时，先从试管底端开始，逐渐移向管口。来回移动试管，防止局部过热。烤到不见水珠后，再将试管口朝上，以便把水汽烘赶干净。烤热了的试管在石棉网上放冷后才能使用。

4. 烘干　能经受较高温度烘烤的仪器可以放在电热或红外干燥箱（简称烘箱）内烘干。如果要求干燥程度较高或需干燥的仪器数量较多，使用烘箱就很方便。烘箱附有自动控温装置，烘干仪器上的水分时，应将温度控制在 $105 \sim 110℃$。先将洗净的仪器尽量沥干。故在托盘里，然后将托盘故在烘箱的隔板上。一般烘 1 小时左右，就可达到干燥目的。等温度降到 $50℃$ 以下时，才可取出仪器。

三、加 热 方 法

1. 加热方式　有机化学实验室中常用的加热方式有直接加热和间接加热两种。

（1）直接加热：直接加热常用酒精灯和电炉作热源。酒精灯使用方便，但加热强度不大，又属明火热源，常用于加热不易燃烧的物质。电炉使用较为广泛，加热强度可调控，但也属于明火热源。

（2）间接加热：间接加热是指通过传热介质作热浴的加热方式。具有受热面积较大、受热均匀、浴温可控制和非明火加热等优点。常用的热浴有水浴、油浴、砂浴和空气浴等。加热温度在 $90℃$ 以下的可采用水浴。水浴使用方便、安全，但不适于需要严格无水操作的实验（如制备格氏试剂或进行傅氏反应）。

加热温度在 $90 \sim 250℃$ 的可用油浴。常用的油类有甘油、硅油、食用油和液体石蜡等。油类易燃，加热时应注意观察，发现有油烟冒出时，应立即停止加热。加热温度在 $250 \sim 350℃$ 的可用砂浴。砂浴使用安全，但升温速度较慢，温度分布不够均匀。

目前，实验室中广泛使用的电加热套（电热包）是一种以空气浴形式加热的热源，使用较为方便、安全，适当保温时，加热温度可达 $400℃$ 以上。近年来出现的新型热源——微波加热，安全可靠，温度可调，属非明火热源，具有广泛的应用前景。

2. 加热方法　某些化学反应在室温下难以进行或进行得很慢。为了加快

笔 记 栏

反应速度，要采用加热的方法。温度升高反应速度加快，一般温度每升高10℃，反应速度增加1倍。

有机实验常用的热源是电热套或煤气灯。直接用火焰加热玻璃器皿很少被采用，因为玻璃对于剧烈的温度变化和这种不均匀的加热是不稳定的。由于局部过热，可能引起有机化合物的部分分解。此外，从安全的角度来看，因为有许多有机化合物能燃烧甚至爆炸，应该避免用火焰直接接触被加热的物质。可根据物料及反应特性采用适当的间接加热方法。最简单的方法是通过石棉网进行加热。当用明火电炉加热，烧杯（瓶）受热面扩大，且受热较均匀。用灯焰加热时，灯焰要对准石棉块，以免铁丝网被烧断，或局部温度过高。

（1）水浴：当所加热温度在100℃以下时，可将容器浸入水浴中，使用水浴加热。但是，必须强调指出，当用到金属钾或钠的操作时，绝不能在水浴上进行。使用水浴时，热浴液面应略高于容器中的液面，勿使容器底触及水浴锅底。控制温度稳定在所需要范围内。若长时间加热，水浴中的水会汽化蒸发，适当时要添加热水，或者在水面上加几片石蜡，石蜡受热熔化铺在水面上，可减少水的蒸发。

电热多孔恒温水浴，用起来较为方便。

如果加热温度稍高于100℃，则可选用适当无机盐类的饱和溶液作为热浴液，它们的沸点列于表。

盐类	饱和水溶液的沸点/℃
NaCl	109
$MgSO_4$	108
KNO_3	116
$CaCl_2$	180

（2）油浴：加热温度在 100~250℃ 可用油浴，也常用电热套加热。油浴所能达到的最高温度取决于所用油的种类。

甘油可以加热到 140~150℃，温度过高时则会分解。甘油吸水性强，放置过久的甘油，使用前应首先加热蒸去所吸的水分，之后再用于油浴。

甘油和邻苯二甲酸二丁酯的混合液适用于加热到 140~180℃，温度过高则分解。

植物油如菜油、蓖麻油和花生油等，可以加热到220℃。若在植物油中加入1%的对苯二酚，可增加油在受热时的稳定性。

液体石蜡可加热到220℃，温度稍高虽不易分解，但易燃烧。

固体石蜡也可加热到220℃以上，其优点是室温下为固体，便于保存。

硅油在250℃时仍较稳定，透明度好，安全，是目前实验室中较为常用的油浴之一。

用油浴加热时，要在油浴中装置温度计（温度计感温头如水银球等，不应放到油浴锅底），以便随时观察和调节温度。加热完毕取出反应容器时，仍用铁夹夹住反应容器离开液面悬置片刻，待容器壁上附着的油滴完后，用纸或干布拭干。

油浴所用的油中不能溅入水，否则加热时会产生泡珠或爆溅。使用油浴时，要特别注油蒸气污染环境和引起火灾。为此，可用一块中间有圆孔的石棉板覆盖油锅。

（3）空气浴：空气浴就是让热源把局部空气加热，空气再把热能传导给反应容器。

电热套加热就是简便的空气浴加热，能从室温加热到200℃左右。安装电热套时，要使反应瓶外壁与电热套内壁保持2cm左右的距离，以便利用热空气传热和防止局部过热等。

（4）砂浴：加热温度达200℃或300℃以上时，往往使用砂浴。

将清洁而又干燥的细砂平铺在铁盘上，把盛有被加热物料的容器埋在砂中，加热铁盘。由于砂对热的传导能力较差而散热却较快，所以容器底部与砂浴接触处的砂层要薄些，以便于受热。由于砂浴温度上升较慢，且不易控制，因而使用不广。

除了以上介绍的几种加热方法外，还可用熔盐浴、金属浴（合金浴）、电热法等更多的加热方法，以适于实验的需要。无论用何法加热，都要求加热均匀而稳定，尽量减少热损失。

四、化学试剂及其取用

根据化学试剂杂质含量的多少，它们分属于不同的等级。

我国通用化学试剂，一般分为分析纯、化学纯两个等级，试剂瓶的标签有相应的颜色标志（分析纯红色，化学纯蓝色）。还有许多符合某方面特殊要求的试剂，如基准试剂、色谱试剂等。试剂的标签上写明试剂的百分含量与杂质最高限量，并标明符合什么标准，即写有 GB（我国国家标准）、HG（化学工业部标准）、HGB（化工部暂行标准）等字样。同一品种的试剂，级

笔 记 栏

别不同价格相差很大，应根据实验要求选用不同级别的试剂。在用量方面也应该根据需要取用。

固体试剂装在广口瓶内。液体试剂装在细口瓶或滴瓶中。应该根据试剂的特性，选用不同的贮存方法。例如：氢氟酸能腐蚀玻璃，就要用塑料瓶装，见光易分解的试剂（如 $AgNO_3$、$KMnO_4$ 等）则应装在棕色的试剂瓶中；存放碱的试剂瓶要用橡皮塞（或带滴管的橡皮塞）、不要用磨砂玻璃塞，由于碱会跟玻璃作用。时间长了，塞子会和瓶颈粘住；反之，浓硫酸、硝酸对橡皮塞、软木塞都有较强的腐蚀作用，就要用磨砂玻璃塞的试剂瓶装，浓硝酸还有挥发性，不宜用有橡皮帽的滴瓶装。

每个试剂瓶都贴有标签，以表明试剂的名称、纯度或浓度。经常使用的试剂，还应涂一薄层蜡来保护标签。

（一）液体、固体试剂的取用

取用试剂时，必须遵守以下规则。

1. 不能用手接触试剂，以免危害健康和沾污试剂。

2. 瓶塞应倒置桌面上，以免弄脏，取用试剂后，立即盖严，将试剂瓶放回原处，标签朝外。

3. 尽量不多取试剂，多取的试剂不能倒回原瓶，以免影响整瓶试剂纯度，应放其他合适容器中另作处理或供他人使用。

4. 从滴瓶中取用试剂时，注意不要倒持滴管，这样试剂会流入橡皮帽，可能与橡胶发生反应，引起瓶内试剂变质。

5. 不准用自用的滴管到试剂瓶中取药。如果确需滴加药品，而试剂瓶又不带滴管，可把液体倒入离心管或小试管中，再用自用的滴管取用。

6. 要用干净的药匙取固体试剂，用过的药匙要洗净擦干才能再用。如果只取少量的粉末试剂。便用药匙柄末端的小凹处挑取。

7. 如果要把粉末试剂放进小口容器底部，又要避免容器其余内壁沾有试剂，就要使用干燥的容器，或者先把试剂放在平滑干净的纸片上，再将纸片卷成小圆筒，送进平放的容器中，然后竖立容器，用手轻弹纸卷，让试剂全部落下（注意，纸张不能重复使用）。

8. 把锌粒、大理石等粒状固体或其他坚硬且比重较大的固体装入容器时，应把容器斜放，然后慢慢竖立容器，使固体沿着容器内壁滑到底部，以免击破容器底部。

（二）固体试剂的干燥

1. 加热干燥　根据被干燥物对热的稳定性，通过加热将物质中的水分变成蒸气蒸发出去。加热干燥可在常压下进行，例如将被干燥物放在蒸发皿内用电炉、电热板、红外线照射、各种热浴和热空气干燥等。除此之外，也可以在减压下进行，如真空干燥箱等。

易爆易燃物质不宜采用加热干燥的方法。

2. 低温干燥　一般指在常温或低于常温的情况下进行的干燥。可将被干燥物平摊于表面皿上，在常温常压下在空气中晾干、吹干、也可在减压（或真空）下干燥。

有些易吸水潮解或需要长时间保持干燥的固体，应放在干燥器内。干燥器是一种具有磨口盖子的厚质玻璃器皿，真空干燥器在磨口盖子顶部装有抽气活塞，干燥器的中间放置一块带有圆孔的瓷板，用来承放被干燥物品。干燥器的使用方法和注意事项：

（1）在干燥器的底部放好干燥剂，常用的干燥剂有变色硅胶，无水氯化钙等。

（2）在圆形瓷板上放上被干燥物，被干燥物应用器皿装好。

（3）在磨口处涂一层薄薄的凡士林，平推盖上磨口盖后，转动一下，密封好。

（4）使用真空干燥器时，必须抽真空。

（5）开启干燥器时，左手按住干燥器的下部。右手按住盖顶，向左前方推开盖子（如图所示）。真空干燥器开启时应首先打开抽气活塞。

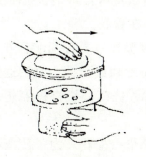　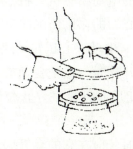

　　开启干燥器的操作　　　　　搬运干燥器的操作

（6）搬动干燥器时，应用两手的拇指同时按住盖子。防止盖子滑落打破。

（7）温度很高的物体应稍微冷却再放入干燥器内，放入后，要在短时间内打开盖子 1~2 次，以调节干燥器内的气压。

有些带结晶水的晶体，不能加热干燥，可以用有机溶剂（如乙醇、乙醚等）洗涤后晾干。

五、试纸的使用

试纸能用来定性检验一些溶液的酸碱性，判断某些物质是否存在，常用的试纸有 pH 试纸（广泛和精密试纸）、碘化钾-淀粉试纸、醋酸铅试纸等。使用试纸的方法：

1. 用试纸试验溶液的酸碱性时，将剪成小块的试纸放在表面皿或白色点滴板上，用玻璃棒蘸取待测溶液，接触试纸中部，试纸即被溶液湿润而变色，将其与所附的标准色板比较，便可粗略确定溶液的 pH 值。不能将试纸浸泡在待测溶液中，以免造成误差或污染溶液。

2. 用试纸检查挥发性物质及气体时，先将试纸用蒸馏水润湿，粘在玻璃棒上，悬空放在气体出口处，观察试纸颜色变化。

3. 试纸要密闭保存，应该用镊子取用试纸。

六、沉淀的离心分离

当被分离的沉淀的量很少时，可用离心分离法。本法分离速度快，利于迅速判断沉淀是否完全。

实验室常用的电动离心机。将盛有沉淀和溶液的离心管放在离心机内高速旋转，由于离心力的作用使沉淀聚集在管底尖端，上部是澄清的溶液。

1. 离心操作　电动离心机转动速度极快，要特别注意安全。放好离心管后，把盖旋紧。开始时。应把变速旋钮旋到最低挡，以后逐渐加速；离心约 1 分钟后，将旋钮反时针旋到停止位置，任离心机自行停止，绝不可用外力强制它停止运动。

使用离心机时，应在它的套管底部垫点棉花。为了使离心机旋转时保持平衡、几支离心管要放在对称的位置上，如果只有一份试样，则在对称的位置放一支离心管，管内装等量的水。各离心管的规格应相同，加入离心管内液体的量，不得超过其体积的一半、各管溶液的高度应相同。

电动离心机如有噪音或机身振动时，应立即切断电源，查明和排除故障。

2. 分离溶液和沉淀　离心沉降后，可用吸出法分离溶液和沉淀。先用手挤压滴管上的橡皮帽，排除滴管中的空气，然后轻轻伸入离心管清液中，慢慢减小对橡皮帽的挤压力，清液就被吸入滴管。随着离心管中溶液液面的下降，滴管应逐渐下移。滴管末端接近沉淀时，操作要特别小心，勿使它接触沉淀。最后取出滴管，将清液放入接受容器内。

3. 沉淀的洗涤　如果要得到纯净的沉淀，必须经过洗涤。为此，往盛沉淀的离心管中加入适量的蒸馏水或其他洗涤液，用细搅棒充分搅拌后，进行离心沉降，用滴管吸出洗涤液，如此重复操作，直至洗净。

七、常用仪器的保养

有机化学实验常用各种玻璃仪器的性能是不同的，必须掌握它们的性能、保养和洗涤方法，才能正确使用，提高实验效果，避免不必要的损失。下面介绍几种常用的玻璃仪器的保养和清洗方法。

1. 温度计　温度计水银球部位的玻璃很薄，容易破损，使用时要特别小心，一不能用温度计当搅拌棒使用；二不能测定超过温度计的最高刻度的温度；三不能把温度计长时间放在高温的溶剂中。否则，会使水银球变形，读数不准。

温度计用后要让它慢慢冷却，特别在测量高温之后，切不可立即用水冲洗。否则，会破裂，或水银柱断裂。应悬挂在铁架台上，待冷却后把它洗净抹干，放回温度计盒内，盒底要垫上一小块棉花。如果是纸盒，放回温度计时要检查盒底是否完好。

2. 冷凝管　冷凝管通水后很重，所以安装冷凝管时应将夹子夹在冷凝管的重心的地方，以免翻倒。洗刷冷凝管时要用特制的长毛刷，如用洗涤液或有机溶液洗涤时，则用软木塞塞住一端，不用时，应直立放置，使之易干。

3. 分液漏斗　分液漏斗的活塞和盖子都是磨砂口的，若非原配的，就可能不严密，所以，使用时要注意保护它。各个分液漏斗之间也不要相互调换，用后一定要在活塞和盖子的磨砂口间垫上纸片，以免日久后难以打开。

笔 记 栏

4. 砂芯漏斗　砂芯漏斗在使用后应立即用水冲洗,不然,难于洗净。滤板不太稠密的漏斗可用强烈的水流冲洗,如果是较稠密的,则用抽滤的方法冲洗。必要时用有机溶剂洗涤。

八、实验室常见小故障的处理

实验室中常常会遇到一些意想不到的"小麻烦",如瓶塞粘固打不开、仪器污垢难除、分液时发生乳化现象等。如能有效地采取适当方法或技巧加以处理,这些麻烦就会迎刃而解。

1. 打开粘固的玻璃磨口　当玻璃仪器的磨口部位因黏固而打不开时,可采取以下几种方法进行处理。

(1) 敲击:用木器轻轻敲击磨口部位的一方,使其因受震动而逐渐松动脱离。对于粘固着的试剂瓶、分液漏斗的磨口塞等,可将仪器的塞子与瓶口卡在实验台或木桌的棱角处,再用木器沿与仪器轴线成约 70° 的方向轻轻敲击,同时间歇地旋转仪器,如此反复操作几次,一般便可打开粘固不严重的磨口。

(2) 加热:有些粘固着的磨口,不便敲击或敲击无效,可对粘固部位的外层进行加热,使其受热膨胀而与内层脱离。如用热的温布对粘固处进行"热敷"、用电吹风或游动火焰烘烤磨口处等。

(3) 浸润:有些磨口因药品侵蚀而粘固较牢,或属结构复杂的贵重仪器,不宜敲击和加热,可用水或稀盐酸浸泡数小时后将其打开。如急用仪器,也可采用渗透力较强的有机溶剂(如苯、乙酸乙酯、石油醚及琥珀酸二辛酯等)滴加到磨口的缝隙间,使之渗透浸润到粘固着的部位,从而相互脱离。

2. 打开紧固的螺旋瓶盖　当螺旋瓶盖拧不开时,可用电吹风或小火焰烘烤瓶盖周围,使其受热膨胀,再用干布包住瓶盖用力旋开即可。

如果瓶内装有不宜受热或易燃的物质,也可取一段结实的绳子,一端拴在固定的物体上(如门窗把手),再把绳子按顺时针方向在瓶盖上绕一圈,然后一手拉紧绳子的另一端,一手握住瓶体用力向前推动,就能使瓶盖打开。

3. 取出被胶塞黏结的温度计　当温度计或玻璃管与胶塞或胶管黏结在一起而难以取出时,可用小改锥或锉刀的尖柄端插入温度计(或玻璃管)与胶塞(或胶管)之间,使之形成空隙,再滴几滴水,如此操作并沿温度计(或玻璃管）周围扩展，同时逐渐深入，很快就会取出。也可用恰好能套进温度计（或玻璃管）的钻孔器，蘸上少许甘油或水，从温度计的一端套入，轻轻用力，边旋转边推进，当难以转动时，拔出，再蘸上润滑剂，继续旋转，重复几次后，便可将温度计（或玻璃管）取出来。

4. 溶解烧瓶内壁上析出的结晶　在回流操作或浓缩溶液时，经常会有结晶析出在液面上方的烧瓶内壁上，且附着牢固，不仅不能继续参加反应，有时还会因热稳定性差而逐渐变色分解。遇此情况，可轻轻振摇烧瓶，以内部溶液浸润结晶，使其溶解。如果装置活动受限，不能振摇烧瓶，则可用冷的湿布敷在烧瓶上部，使溶剂冷凝沿器壁流下时，溶解析出的结晶。

5. 清理洒落的汞　实验室中使用充汞压力计操作不当或温度计破损时，都会发生"洒汞事故"。汞蒸气对人体危害极大，洒落的汞应及时、彻底清理，不可流失。清理方法较多，可依不同情况，选择使用。

(1) 吸收：洒落少量的汞，可用普通滴管，将汞一点一滴吸取，收集在容器中。若量较大或洒落在沟槽缝隙中，可用吸滤瓶与一只75°玻璃弯管通过胶塞连接在一起，自制一个"减压吸汞器"，利用负压将汞粒通过玻璃管吸入吸滤瓶内。吸滤瓶与减压泵之间的连接可稍长些，以免将汞吸入泵中。

(2) 黏附：洒落在桌面或地面上的汞，若已分散成细小微粒，可用胶带纸黏附起来，然后浸入水下，用毛刷刷落至容器中。

(3) 转化：对于洒落在角落中的汞，可用硫磺粉覆盖洒落汞粒的区域，使汞转化成为毒性较小的硫化汞加以清除。

6. 消除乳化现象　在使用分液漏斗进行萃取、洗涤操作时，尤其是用碱溶液洗涤有机物，剧烈震荡后，往往会由于发生乳化现象不分层，而难与分离。如果乳化程度不严重，可将分液漏斗在水平方向缓慢地旋转摇动后静置片刻，即可消除界面处的泡沫状，促进分层。若仍不分层，可补加适量水后，再水平旋转摇动或放置过夜，便可分出清晰的界面。

如果溶剂的密度与水接近，在萃取或洗涤时，就容易与水发生乳化。此时可向其中加入适量乙醚，降低有机相密度，以便于分层。

对于微溶于水的低级酯类与水形成的乳化液，可通过加入少量氯化钠、硫酸铵等无机盐的方法，促其分层。

7. 快速干燥仪器　当实验中急需使用干燥的仪器，又来不及用常规方法烘干时，可先用少量无水乙醇冲洗仪器内壁两次，再用少量丙酮冲洗一次，除去残留的乙醇，然后用电吹风吹片刻，即可达到干燥效果。

8. 稳固水浴中的烧瓶　当用冷水或冰浴冷却锥形瓶中的物料时，常会由于物料量少、浴液浮力大而使烧瓶漂起，影响冷却效果，有时还会发生烧瓶倾斜灌入浴液的事故。如果用长度适中的铅条做成一个小于锥形烧瓶底径的圆圈，套在烧瓶上，就会使烧瓶沉浸入浴液中。若使用的容器是烧杯，则可将圆圈套住烧杯，用铁丝挂在烧杯口上，使其稳固并达到充分冷却的目的。

9. 制作简易的恒温冷却槽　当某些实验需要恒温槽的温度较长时间保持低于室温时，用冷水或冰浴冷却往往达不到满意的效果。这时可自制一个简易的恒温冷却槽：用一个较大些的纸箱（试剂或仪器包装箱即可）作外槽，把恒温槽放入纸箱中作内槽，内外槽之间放上适量干冰，再用泡沫塑料作保温材料，填充空隙并覆盖住上部。冰的用量可根据实验所需温度与时间来调整。这种冷却槽制作简便，保温效果好。

附录 1 电 子 天 平

电子天平是 20 世纪 60 年代中期发展起来的一类天平。它是利用利用非电量电测技术用位置传感器感受天平负载，并验出与负载具有确定关系的电量。通过模拟数学显示直接读出负载物体的质量。或使电感器的电信号反馈通过回零装置，或力线圈产生复原力使天平恢复零位。通过测定与复原力相应的电量表示物体质量，以达到衡量的目的。电子天平具有操作简单，称量速度快，准确度高，使用寿命长和数字显示等优点，可去皮，自校，联接打印机或计算机打印称量值或进行计数，计算（数理统计）。目前上海天平仪器厂生产的上皿电子天平型号 MD2K-1，MD200-1，MD100-1 等多种，国际著名的德国 Sartorins 及 Mettler 天平厂都有性能良好的电子天平出售。下面介绍 Sartorins1702 型（附图 1）和 A200S 型电子分析天平的使用。

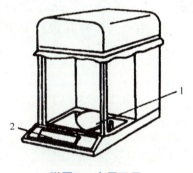

附图 1 电子天平

一、使 用 方 法

1. 调水平　与国产 TG328-B 电光半机械加码分析天平调水平方法基本相同。

2. 接通电源，按一下"ON/OFF"按钮，然后等待屏出现 0.0000g。

3. 按一下"GAL"按钮，显示屏即出现"C"，继而出现"CC"，然后再按一下"CAL"（A200S 型不再按）等待出现 0.0000g。

4. 将被称物放于称盘中央，关闭天平门，待显示屏显示的数值稳定后，此数值即为被称物质量。

5. 按一下"ON/OFF"按钮关机。

当采用递减称量法时，先按上述步骤称得称量瓶和瓶中样品总重，然后按一下"TARE"或"T"（去皮）按钮，显示屏上显示的数值消失，继而显示出 0.0000g（即已将秤盘上物品的质量自动除去），此后即可取出称量瓶敲取样品（注意：当取下称量瓶后，显示屏上数值不再是 0.0000g，此时不要再按任何按钮）。敲取出部分样品将称量放回秤盘后，显示屏显出的数值即为已敲出的样品（数值前面的"－"号表示已取出）。

二、注 意 事 项

1. 严格按上述操作步骤进行。
2. 按钮时不可用力太大。
3. 不得随意改变天平的位置，否则必须重新调水平。
4. 用完后关好并罩好天平、切断电源。

附录 2 pHS-25 型酸度计

一、仪器的构造

仪器的主要部分可分为电极部分和电计部分。

本仪器的电极系统是由 pH 玻璃电极和银-氯化银参比电极组成的复合电极。

电计实际上是一高输入阻抗的毫伏计。由于电极系统把溶液的 pH 值变为毫伏值是与被测溶液的温度有关的，因此，在测 pH 值时，电计附有一个温度补偿器。此温度补偿器所指示的温度应与被测溶液的温度相同。此温度补偿器在测量电极电位时不起作用。

由于电极系统的 pH 零电位都有一定的误差，如不对这些误差进行校正，则会对测量结果带来不可忽略的影响，为了消除这些影响，一般酸度计上都有一个"定位"调节器，这个"定位"调节器在仪器 pH 校正时用来消除电极系统的零电位误差。

电计上的"选择"开关是用于确定仪器的测量功能。"pH"档时，用于 pH 测量和校正"+mV"档，用于测量电极电位极性同电计后面板上标志的电极电位值；"-mV"档，用于测量电极电位极性同电计后面板上标志相反的电极电位值。

电计上的"范围"开关是用于选择测量范围的。中间一档是仪器处于预热用的，在不进行测量时，都必须置于这一位置。下表是处在不同档时的测量范围：

功能 测量范围档	pH 测量	mV 测量
7~0	0~7pH	0~±700mV
7~14	7~14pH	±700~±1400mV

电计的输入电路采用具有极高输入阻抗（典型值）的高性能集成运算放

大器组成。电计的电源电路采用具有齐全保护功能的三端集成稳压器组成。电计的指示电表采用具有镜面的精密电表能消除人工读数误差。

二、仪器的使用方法

仪器外部各部件的位置和名称见附图2。

首先，按附图2所示的方式装上电极杆及电极夹，并按需要的位置紧固。然后装上电极，支好支架。在开电源开关前，把"范围"开关置于中间的位置。短路插插入电极插座。

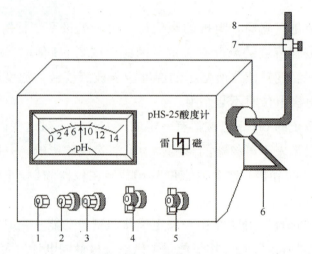

附图2　pHS-25型酸度计面板图

1. 电源指示灯；2. 温度补偿器；3. 定位调节器；4. 功能选择器；

5. 量程选择器；6. 仪器支架；7. 固定圈；8. 电极杆

1. 电计的检查　通过下列操作方法，可初步判断仪器是否正常。

（1）将"选择"开关置于"+mV"或"-mV"档。短路插插入电极插座。

（2）"范围"开关置于中间的位置，开仪器电源开关，此时电源指示灯应亮。表针位置在未开机时的位置。

（3）将"范围"开关置于"7~0"档，指示电表的示值应为0mV（±10mV）位置。

（4）将"选择"开关置于"pH"档，调节"定位"，电表的示值应能调至小于 pH6。

（5）将"范围"开关置于"7～14"档，调节"定位"，电表的示值应能调至大于 pH8。

当仪器经过以上方法检验，都能符合要求后，则可认为仪器的工作基本正常。

2. 仪器的 pH 标定　干放的复合电极在使用前必须浸泡 8 小时以上（在蒸馏水中浸泡）。使用前使复合电极的参比电极加液小孔露出，甩去玻璃电极下端气泡，将仪器的电极插座上短路插拔去，插入复合电极。

仪器在使用之前，即测未知溶液 pH 值前，先要标定，但这并不是说每次使用前都要标定，一般，每天标定一次已能达到要求。

仪器的标定可按如下步骤进行：

（1）用蒸馏水清洗电极，电极用滤纸擦干后即可把电极放入一已知 pH 值的缓冲溶液中，调节"温度"调节器，使所指定的温度同溶液的温度。

（2）将"选择"开关置于所测 pH 标准缓冲溶液的范围这一档（如 pH=4，或 pH=6.88 的溶液则置"0～7"档）。

（3）调节"定位"旋钮，使电表指示该缓冲溶液的准确 pH 值。

标定所选用的 pH 标准缓冲溶液同被测样品的 pH 值最好能尽量接近，这样能减小测量误差。

经上述步骤标定后的仪器，"定位"旋钮不应再有任何变动。在一般情况下，24 小时之内，无论电源是连续开或是间断开，仪器不需要再标定，但遇下列情况之一，则仪器最好事先标定。

（1）溶液温度与标定时的缓冲溶液温度有较大变化时；

（2）干燥过久的电极；

（3）换过了新的电极；

（4）"定位"旋钮有变动，或可能有变动；

（5）测量过 pH 值较大（大于 pH12）或较小（小于 pH2）的溶液；

（6）测量过含有氟化物且 pH 值小于 7 的溶液之后，或较浓的有机溶剂之后。

3. pH 值测量　已经过 pH 标定的仪器，即可以用来测样品的 pH 值，其步骤如下：

（1）把电极插入未知溶液之内，稍稍摇动烧杯，使之缩短电极响应时间。

笔 记 栏

（2）调节"温度"调节器使指示溶液的温度。

（3）将"选择"开关置于"pH"档。

（4）将"范围"开关置于被测溶液的可能 pH 值范围。

此时仪器所指示的 pH 值即未知溶液的 pH 值。

4. 测量电极电位   仪器在测量电极电位时，只要根据电极电位的极性置"选择"开关，当此开关置"+mV"时，仪器所指示的电极电位极性同电计后面板上标志的电极电位值；当此开关置"−mV"档时，电极电位极性同电计后面板上标志相反的电极电位值。

当"范围"开关置于"7~0"档时，测量范围为 0 ~ ±700mV；置于"7~14"档时，测量范围为 ±700 ~ ±1400mV。

附录 3　722 型分光光度计

一、测 量 原 理

分光光度法测量的理论依据是伯郎—比耳定律：当溶液中的物质在光的照射和激发下，产生了对光吸收的效应。但物质对光的吸收是有选择性的，各种不同的物质都有其各自的吸收光谱。所以根据定律当一束单色光通过一定浓度范围的稀有色溶液时，溶液对光的吸收程度 A 与溶液的浓度 c（g/l）或液层厚度 b（cm）成正比。其定律表达式

$$A = abc$$

a 是比例系数。当 c 的单位为 mol/l 时，比例系数用 ε 表示，则 $A = \varepsilon bc$ 称为摩尔吸光系数。其单位为 L/（mol·cm）它是有色物质在一定波长下的特征常数。

T（透光率）$= I/I_0$ A（吸光度）$= -\lg T$ 或 $A = K \cdot C \cdot L$（比色皿的厚度）

测定时，入射光 I，吸光系数和溶液的光径长度不变时，透过光是根据溶液的浓度而变化的，即"K"为常数。比色皿厚度一定，"L"、"I_0"也一定。只要测出 A 即可算出"C"。

二、722 型分光光度计的使用

1. 将灵敏度旋钮调至"1"档（信号放大倍率最小）。

2. 开启电源，指示灯亮，选择开关置于"T"，波长调至测试用波长。仪器预热 20 分钟。

3. 打开试样室（光门自动关闭），调节透光率零点旋钮，使数字显示为000.0。（调节 100% T 旋钮），盖上试样室盖，将比色皿架处于蒸馏水校正位置，使光电管受光，调节透光率 100% 旋钮使数字显示 100.0。如显示不到 100.0，则可适当增加微电流放大的倍数（增加灵敏度的档数同时应重复调节仪器透光率的"0"位）。但尽量使倍率置于低档使用。这样仪器会有更高的稳定性。

4. 预热后，连续几次调整透光率的"0"位和"100%"的位置，待稳定后仪器可进行测定工作。

三、吸光度"A"的测量

将选择开关置于 A。调节吸光度调零旋钮，使得数字显示为零，然后将被测样品移入光路，显示值即为被测样品的吸光度值。

四、浓度 c 的测量

将选择开关由"A"旋至"C"将已标定浓度的样品放入光路，调节浓度旋钮，使得数字显示为标定值，将被测样品放入光路即可读出被测样品的浓度值。

五、注 意 事 项

1. 测量完毕，速将暗盒盖打开，关闭电源开关，将灵敏度旋钮调至最低档，取出比色皿，将装有硅胶的干燥剂袋放入暗盒内，关上盖子，将比色皿中的溶液倒入烧杯中，用蒸馏水洗净后放回比色皿盒内。

2. 每台仪器所配套的比色皿不可与其他仪器上的表面皿单个调换。

（1）预热仪器：将选择开关置于"T"，打开电源开关，使仪器预热20分钟。为了防止光电管疲劳，不要连续光照，预热仪器时和不测定时应将试样室盖打开，使光路切断。

（2）选定波长：根据实验要求，转动波长手轮，调至所需要的单色波长。

（3）固定灵敏度档：在能使空白溶液很好地调到"100%"的情况下，尽可能采用灵敏度较低的挡，使用时，首先调到"1"挡，灵敏度不够时再逐渐升高。但换挡改变灵敏度后，须重新校正"0%"和"100%"。选好的灵敏度，实验过程中不要再变动。

（4）调节 T=0%：轻轻旋动"0%"旋钮，使数字显示为"00.0"，（此时试样室是打开的）。

（5）调节 T=100%：将盛蒸馏水（或空白溶液，或纯溶剂）的比色皿放入比色皿座架中的第一格内，并对准光路，把试样室盖子轻轻盖上，调节透过率"100%"旋钮，使数字显示正好为"100.0"。

（6）吸光度的测定：将选择开关置于"A"，盖上试样室盖子，将空白液置于光路中，调节吸光度调节旋钮，使数字显示为".000"。将盛有待测溶液的比色皿放入比色皿座架中的其他格内，盖上试样室盖，轻轻拉动试样架拉手，使待测溶液进入光路，此时数字显示值即为该待测溶液的吸光度值。读数后，打开试样室盖，切断光路。

重复上述测定操作 1～2 次，读取相应的吸光度值，取平均值。

（7）浓度的测定：选择开关由"A"旋置"C"，将已标定浓度的样品放入光路，调节浓度旋钮，使得数字显示为标定值，将被测样品放入光路，此时数字显示值即为该待测溶液的浓度值。

（8）关机：实验完毕，切断电源，将比色皿取出洗净，并将比色皿座架用软纸擦净。

附录 4　常用试剂的配制

1. 2, 4-二硝基苯肼溶液

（1）在 15ml 浓硫酸中，溶解 3g 2, 4-二硝基苯肼。另在 70ml 95% 乙醇里加 20ml 水，然后把硫酸苯肼倒入稀乙醇溶液中，搅动混合均匀即成橙红色溶液（若有沉淀应过滤）。

（2）将 1.2g 2, 4-二硝基苯肼溶于 50ml 30% 高氯酸中，配好后储于棕色瓶中，不易变质。

（1）法配制的试剂，2，4-二硝基苯肼浓度较大，反应时沉淀多便于观察。（2）法配制的试剂由于高氯酸盐在水中溶解度很大，因此便于检验水中醛且较稳定，长期贮存不易变质。

2. 卢卡斯（Lucas）试剂　将 34g 无水氯化锌在蒸发皿中加热熔融，稍冷后放在干燥器中冷至室温。取出捣碎，溶于 23ml 浓盐酸中（比重 1.187）。配制时须加以搅动，并把容器放在冰水浴中冷却，以防氯化氢逸出。此试剂一般是临用时配制。

3. 托伦（Tollens）试剂

（1）取 0.5ml 10% 硝酸银溶液于试管里，滴加氨水，开始出现黑色沉淀，再继续滴加氨水，边滴边摇动试管，滴到沉淀刚好溶解为止，得澄清的硝酸银氨水溶液，即托伦试剂。

（2）取一支干净试管．加入 1ml 5% 硝酸银，滴加 5% 氢氧化钠 2 滴，产生沉淀，然后滴加 5% 氨水，边摇边滴加，直到沉淀消失为止，此为托伦试剂。

无论（1）法或（2）法，氨的量不宜多，否则会影响试剂的灵敏度。（1）法配制的 Tollens 试剂较（2）法的碱性弱，在进行糖类实验时，用（1）法配制的试剂较好。

4. 斐林（Fehling）试剂　斐林试剂由斐林试剂 A 和斐林试剂 B 组成，使用时将两者等体积混合，其配法分别是：

斐林 A：将 3.5g 含有五个结晶水的硫酸铜溶于 100ml 的水中即得淡蓝色

的斐林 A 试剂。

斐林 B：将 17 克无结晶水的酒石酸钾钠溶于 20ml 热水中，然后加入含有 5g 氢氧化钠的水溶液 20ml，稀释至 100ml 即得无色清亮的斐林 B 试剂。

5. 饱和亚硫酸氢钠　先配制 40% 亚硫酸氢钠水溶液，然后在每 100ml 的 40% 亚硫酸氢钠水溶溶液中，加不含醛的无水乙醇 25ml，溶液呈透明清亮状。

由于亚硫酸氢钠久置后易失去二氧化硫而变质，所以上述溶液也可按下法配制：将研细的碳酸钠晶体（$Na_2CO_3 \cdot 10H_2O$）与水混合，水的用量使粉末上只覆盖一薄层水为宜，然后在混合物中通入二氧化硫气体，至碳酸钠近乎完全溶解，或将二氧化硫通入 1 份碳酸钠与 3 份水的混合物中，至碳酸钠全部溶解力止，配制好后密封放置，但不可放置太久，最好是用时新配。

6. 饱和溴水　溶解 15 克溴化钾于 100ml 水中，加入 10g 溴，振荡即成。

7. 淀粉碘化钾试纸　取 3g 可溶性淀粉，加入 25ml 水，搅匀，倾入 225ml 沸水中，再加入 1g 碘化钾及 1g 结晶硫酸钠，用水稀释到 500ml，将滤纸片（条）浸渍，取出晾干，密封备用。

8. 蛋白质溶液　取新鲜鸡蛋清 50ml，加蒸馏水至 100ml，搅拌溶解。如果浑浊，加入 5% 氢氧化钠至刚清亮为止。

9. 10% 淀粉溶液　将 1g 可溶性淀粉溶于 5ml 冷蒸馏水中，用力搅成稀浆状，然后倒入 94ml 沸水中，即得近于透明的胶体溶液，放冷使用。

10. 碘溶液

（1）将 20g 碘化钾溶于 100ml 蒸馏水中，然后加入 10g 研细的碘粉，搅动使其全溶呈深红色溶液。

（2）将 1g 碘化钾溶于 100ml 蒸馏水中，然后加入 0.5g 碘，加热溶解即得红包清亮溶液。

附录 5　常用洗涤液的配制

1. 铬酸洗液　配制方法：研细的重铬酸钾 20g，放入 500ml 烧杯中，加水 40ml，加热溶解，待溶解后，冷却，再慢慢加入 350ml 浓硫酸，边加边搅拌，即成铬酸洗液。

注意事项：①防止腐蚀皮肤和衣服。②防止吸水。③洗液呈绿色时，表示失效。④废液用硫酸亚铁处理后再排放。

用途：洗涤一般污渍。

2. 碱性乙醇溶液　配制方法：将 60g 氢氧化钠溶于 60ml 水中，再加入 500ml 95% 的乙醇。

注意事项：①防止挥发和防火。②久放失效。

用途：除去油脂、焦油和树脂等污物。

附录 6　常用缓冲液的配方

一、缓冲液组成成分

凡具有缓冲作用的物质称为缓冲剂，多为弱酸及该弱酸与强碱所成之盐，或弱碱及该弱碱与强酸所成之盐组成。按不同的比例，配成各种不同 pH 缓冲溶液。

二、配制缓冲溶液注意事项

1. 所有试剂最好用二级或一级试剂。

2. 柠檬酸钠（含 $2H_2O$）及柠檬酸（含 $2H_2O$）溶液，用一级或二级品直接配制。

3. 醋酸溶液，用一级或二级冰醋酸直接配制，最好能用氢氧化钠标准滴定。

4. 所用器皿必须清洁，容量仪器最好经过校正，以保证准确。

5. 凡是所配标准缓冲液，配好后须经过酸度计校正。

三、常用缓冲液配制

1. 甘氨酸-盐酸缓冲液（0.05mol/L）

Xml 0.2mol/L 甘氨酸+Yml 0.2mol/L HCl，加水稀释至 200ml。

2. 柠檬酸-氢氧化钠-盐酸缓冲液

＊使用时每升中可加入 1g 酚，若最后有变化，用少量 50% 氢氧化钠溶液或浓盐酸调节，冰箱保存。

3. 柠檬酸-柠檬酸钠缓冲液（0.1mol/L）

柠檬酸 $C_6H_8O_7 \cdot H_2O$ 相对分子质量 210.14

柠檬酸钠 $Na_3C_6H_5O_7 \cdot 2H_2O$ 相对分子质量 294.12

4. 乙酸-乙酸钠缓冲液

$NaAc \cdot 3H_2O$ 相对分子质量 136.09

5. 磷酸氢二钠-磷酸二氢钠缓冲液 (0.2mol/L)

$Na_2HPO_4 \cdot 2H_2O$ 相对分子质量 178.05

$Na_2HPO_4 \cdot 12H_2O$ 相对分子质量 358.22

$NaH_2PO_4 \cdot H2O$ 相对分子质量 138.01

$NaH_2PO_4 \cdot 2H_2O$ 相对分子质量 156.03

6. 磷酸氢二钠-磷酸二氢钾缓冲液 (0.1mol/L)

$Na_2HPO_4 \cdot 2H_2O$ 相对分子质量 178.05

KH_2PO_4 分子量 136.09

7. 磷酸二氢钾-氢氧化钠缓冲液 (0.05M)

Xml 0.2mol/L KH_2PO_4 和 Yml 0.2mol/L NaOH 加水稀释至 20ml。

8. 巴比妥缓冲液

巴比妥钠盐 (Na diethylbarbiturate) 相对分子质量 206.2

9. 三羟甲基氨基甲烷 (Tris) -盐酸缓冲液 (0.05mol/L)

50ml 0.1mol/L 三羟甲基氨基甲烷溶液与 Xml 0.1mol/L 盐酸混匀后,加水稀释至 100ml。

三羟甲基氨基甲烷相对分子质量 121.4

10. 硼酸-硼砂缓冲液 (0.2mol/L 硼酸盐)

硼砂 $Na_2B_4O_7 \cdot 10H_2O$ 相对分子质量 381.43

硼酸 H_3BO_3 相对分子质量 61.84

硼砂易失去结晶水,必须在带塞的瓶中保存。

主要参考文献

陈常兴. 2009. 医用化学. 第 6 版. 北京: 人民卫生出版社

何丽针. 2011. 医用基础化学实验指导. 南昌: 江西科学技术出版社

黄南珍. 2003. 无机化学. 北京: 人民卫生出版社

刘斌. 陈任宏. 2009. 有机化学. 北京: 人民卫生出版社

刘有训. 2012. 检验基础化学. 北京: 人民军医出版社